如何帮助孩子养成良好的健康行为习惯

——3～6岁儿童肥胖健康教育

主编　王海俊

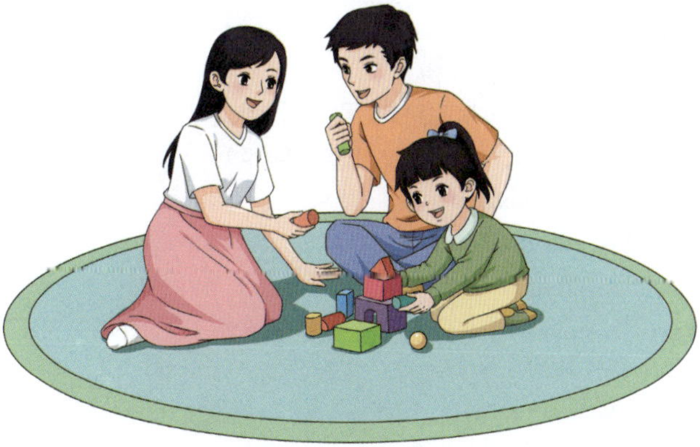

北京大学医学出版社

RUHE BANGZHU HAIZI YANGCHENG LIANGHAO DE JIANKANG XINGWEI XIGUAN —— 3~6 SUI ERTONG FEIPANG JIANKANG JIAOYU

图书在版编目（CIP）数据

如何帮助孩子养成良好的健康行为习惯 ： 3～6岁儿童肥胖健康教育 / 王海俊主编. -- 北京 : 北京大学医学出版社, 2025. 7. -- ISBN 978-7-5659-3435-3

Ⅰ. R723.14

中国国家版本馆CIP数据核字第2025CL9426号

如何帮助孩子养成良好的健康行为习惯——3 ~ 6 岁儿童肥胖健康教育

主　　编： 王海俊
出版发行： 北京大学医学出版社
地　　址： (100191) 北京市海淀区学院路 38 号　北京大学医学部院内
电　　话： 发行部 010-82802230；图书邮购 010-82802495
网　　址： http://www.pumpress.com.cn
E-mail： booksale@bjmu.edu.cn
印　　刷： 北京金康利印刷有限公司
经　　销： 新华书店
责任编辑： 董采萱　**责任校对：** 靳新强　**责任印制：** 李　啸
开　　本： 889 mm × 1194 mm　1/24　**印张：** 3.5　**字数：** 88千字
版　　次： 2025 年 7 月第 1 版　2025 年 7 月第 1 次印刷
书　　号： ISBN 978-7-5659-3435-3
定　　价： 28.00元

本书由

北京大学医学出版基金资助出版

编写人员

主　　编　王海俊

副 主 编　李　燕　段雪霞　张　莉

编写人员　（以姓名汉语拼音为序）

段雪霞（山东省妇幼保健院）
焦　娇（山东省妇幼保健院）
李　燕（山东省妇幼保健院）
刘慧娟（山东省妇幼保健院）
刘　沂（北京大学公共卫生学院）
毛　璐（山东省妇幼保健院）
牛延文（山东省妇幼保健院）
王海俊（北京大学公共卫生学院）
王新弟（山东省妇幼保健院）
严诗钰（北京大学公共卫生学院）
颜　雪（山东省妇幼保健院）
张　莉（山东省妇幼保健院）
郑　璇（山东省妇幼保健院）
朱稳文（山东省妇幼保健院）

前　言

随着社会经济的发展，人民的生活质量逐步提高，中国学龄前儿童的生活方式以及饮食习惯发生变化，肥胖率呈逐年上升趋势。根据《中国居民营养与慢性病状况报告（2020年）》，中国6岁以下儿童超重率为6.8%，肥胖率为3.6%。此外，我国还存在男童超重肥胖率高于女童，城市儿童超重肥胖率高于农村，农村儿童超重肥胖率增长速度较快等特点。

儿童肥胖的影响因素众多且错综复杂。遗传因素是肥胖发生的内在基础，但后天生长发育过程中儿童的行为因素也对肥胖发生起到重要作用。不良的饮食习惯（如膳食结构不合理、喜爱吃高糖高油的零食和经常喝含糖饮料等）导致儿童摄入的热量增加，身体活动时间减少、久坐和视屏时间增加等会导致儿童消耗的热量减少，这些都会增加肥胖发生风险。睡眠问题也是儿童肥胖的危险因素。遗传因素不可能发生改变，但儿童的行为习惯是后天养成的。早期帮助孩子养成健康的行为习惯，对肥胖预防控制有重要的意义。

超重肥胖的儿童比体重正常的儿童更容易出现健康问题，例如高血压和代谢综合征等。他们患哮喘、肝脏疾病和出现肌肉骨骼问题的风险更高，还可能影响青春期的正常发育。此外，肥胖儿童还更容易遭受抑郁症、焦虑症的困扰，表现出一系列情绪和行为障碍。肥胖带来的健康影响会持续到成年期，显著增加心血管疾病、内分泌疾病、呼吸系统疾病、癌症等多种严重疾病的患病风险。因此，儿童肥胖的预防控制对儿童期以及成年期的健康至关重要。

在学龄前期（3～6岁），儿童的肥胖相关指标通常会降到最低点，随后迎来一个被称为“脂肪重聚”的二次增长期。科学证据表明，脂肪重聚的发生年龄对个体后续的生长发育具有深远影响。具体而言，脂肪重聚出现时间越早，儿童在未来发生肥胖的风险越高，肥胖相关疾病的发病风险也就越高。

家长、幼儿园教师等照护人对儿童养成健康行为习惯、营造良好的家庭和社会环境都起到重要的作用。调查显示，家长对儿童肥胖知识的知晓率普遍较低，对儿童体重状况的认知与儿童实际的体质量指数（BMI）存在明显偏差，有些家长仍然对儿童肥胖的危害认识不够。因此，需要进一步提高家长的健康知识水平以及改善家长对待儿童肥胖的态度与行为。幼儿园是学龄前儿童的重要生活场所之一，但儿童肥胖防控的行动较少。所以，幼儿园教师也是需要提高健康素养和落实肥胖防控工作的重要群体。

北京大学公共卫生学院项目团队在 2013 年和 2018 年分别出版了《怎样才能不肥胖——快乐运动，健康饮食》和《合理吃动，健康体重——儿童肥胖健康教育读本》两本科普读物，总结了国内外学龄儿童肥胖干预项目的实践经验。本团队在此基础上，参考适合学龄前儿童的膳食、运动和睡眠卫生等权威指南，联合多名具有丰富实践经验的儿童保健专家，共同编写了这本健康科普书，以图文并茂的形式为广大家长和幼儿园教师提供专业的健康指导。

本书共七章。第一章主要对儿童肥胖进行概述，介绍如何判定儿童是否肥胖，帮助读者了解儿童肥胖的原因和危害。第二章是“饮食篇”，从“平衡膳食，实现食物多样化”“规律用餐，减少在外就餐”“饮水饮奶，拒绝含糖饮料”“营养补充，巧选健康零食”以及“烹调清淡，减少过度调味”这五个方面指导照护人，帮助儿童建立良好的饮食习惯。第三章是“运动篇”，介绍运动给儿童带来的好处，帮助读者了解如何让儿童合理运动。第四章为“远离屏幕”，说明了视屏时间长对儿童的危害，也为如何缩短儿童的视屏时间提供具体办法。第五章围绕睡眠展开，介绍了良好睡眠对儿童的重要性，也从实操层面为读者介绍如何让儿童有良好的睡眠。第六章强调家庭环境和幼儿园环境的重要性，呼吁家长和幼儿园教师共同关注儿童肥胖问题，通力合作，为儿童营造健康的环境，让他们健康成长。

我们衷心希望这本书的出版能够有效提升学龄前儿童家长、幼儿园教师及其他照护人的健康素养，共同为孩子营造一个更加健康和谐的成长环境。预防为先，越早采取健康措施，就越能在较低的成本下获得更多的健康收益。同时，我们热切期待广大读者提出改进的意见和建议，以便再版时修正。

编者

目录

第一章

儿童肥胖概述

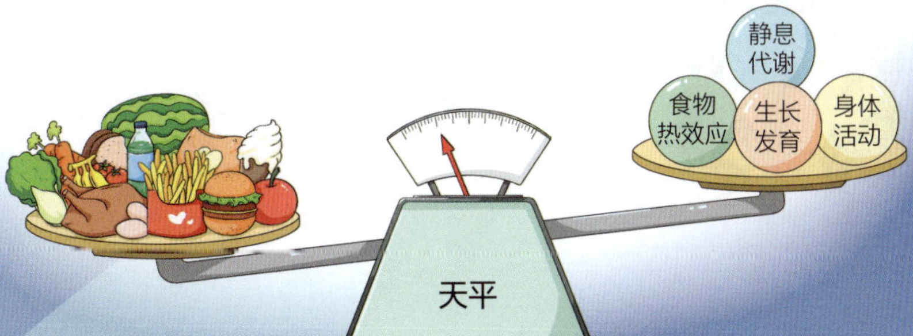

壮壮长得肉嘟嘟的，活泼可爱，大家都很喜欢他。

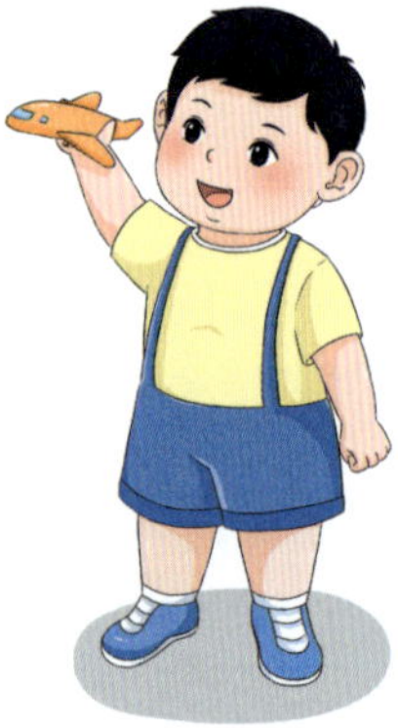

然而，在幼儿园体检中，老师协助医生给壮壮测量身高和体重时发现，根据生长发育标准，壮壮已经处于肥胖状态。

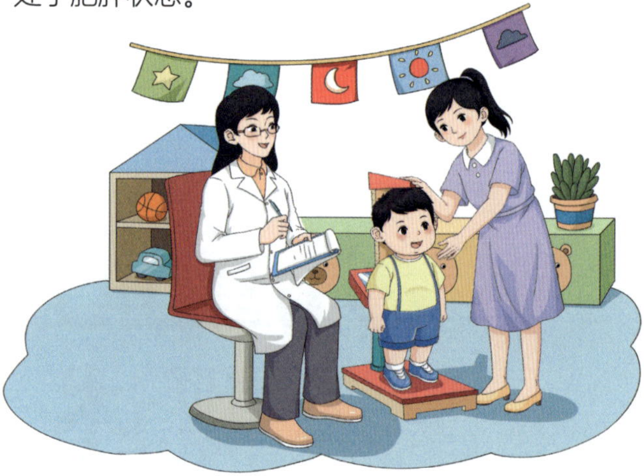

老师将体检情况反馈给了壮壮的妈妈。壮壮的妈妈有些困惑，她听别人说小孩子这个阶段胖一点不要紧，再长大点就不胖了。

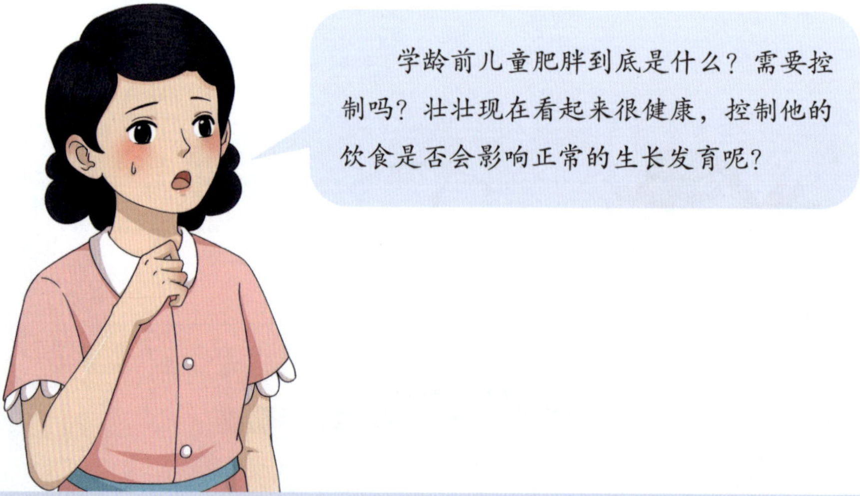
学龄前儿童肥胖到底是什么？需要控制吗？壮壮现在看起来很健康，控制他的饮食是否会影响正常的生长发育呢？

儿童肥胖的定义

什么是肥胖？

肥胖是由多因素引起，因能量摄入超过能量消耗，导致体内脂肪积聚过多、体重超过参考值范围，进而产生健康损害的一种慢性代谢性疾病。

能量摄入指的是什么？什么又是能量消耗呢？

能量摄入主要是日常饮食所摄入的热量。

能量消耗包括 4 个部分：静息代谢（维持身体基本生理功能所需的能量，包括呼吸、体温调节等消耗的能量）、食物热效应（消化、吸收、运输和储存食物所需的能量）、生长发育和身体活动。

下图所示为某个孩子一天的能量摄入大于能量消耗。

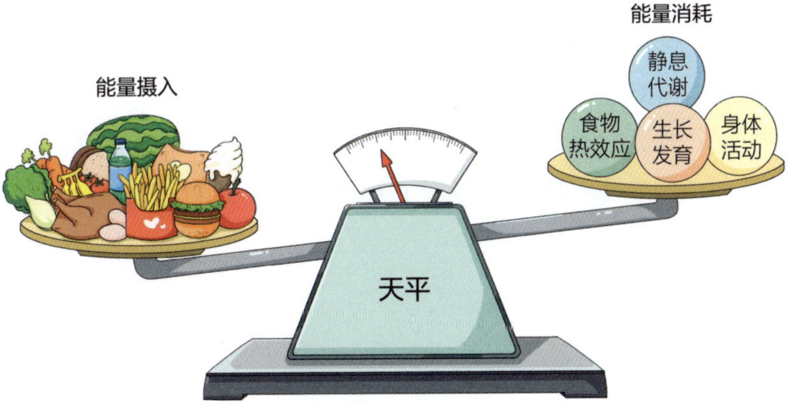

能量摄入大于能量消耗

儿童肥胖的判定标准

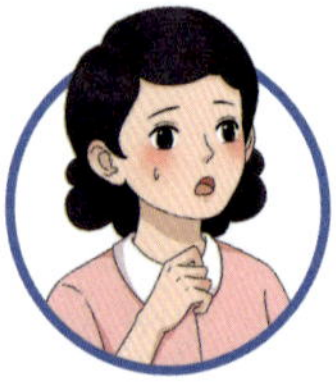

壮壮妈妈觉得壮壮看起来不胖，但为什么体检结果是肥胖呢？应该如何正确判定孩子是正常还是超重肥胖呢？

最常用的肥胖判定指标是体质量指数（BMI）。它使用起来非常简单，只需要测量身高（或身长）和体重，然后根据公式计算，就可以获得具体的数值了（单位为 kg/m^2）。

$$BMI = \frac{体重}{身高（长）\times 身高（长）}$$

其中，体重的单位为千克（kg），身长的单位为米（m）。

很多人都知道成年人 BMI ≥ 24 kg/m^2 是超重，≥ 28 kg/m^2 是肥胖，以为这也适用于儿童。其实儿童的超重肥胖标准和成人不一样，并且由于儿童处于身体发育阶段，不同年龄和性别的孩子超重肥胖的标准都不一样。因此，直接拿成年人的标准来衡量儿童是否肥胖是有问题的。

对于 3 ~ 6 岁的孩子，判断是否超重肥胖可参照国家卫生健康委员会 2022 年发布的卫生行业标准《7 岁以下儿童生长标准》中的 BMI 标准（详见附件 1）。

举例

壮壮今年4岁，身高105 cm，体重22 kg，计算得BMI是20.0 kg/m^2。对照表1发现，对于4岁男童，BMI在18.1 kg/m^{2}以上就属于肥胖了。因此，壮壮需要控制体重了。

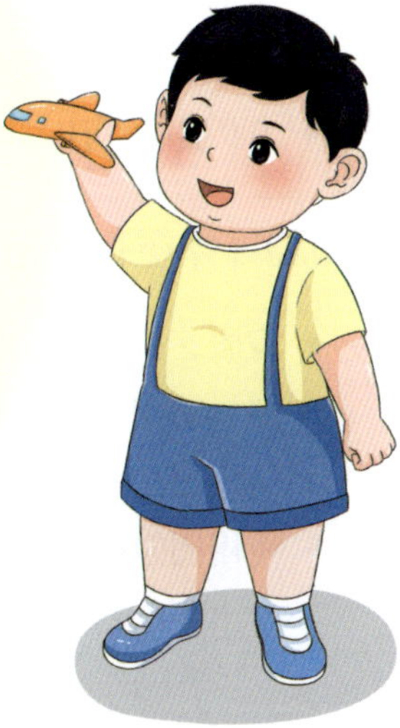

表1 3～6儿童性别年龄别BMI筛查超重与肥胖的界值（kg/m^2，附件1节录）

年龄	男童			女童		
	超重	肥胖	重度肥胖	超重	肥胖	重度肥胖
3岁6个月	16.6	18.1	20.0	16.5	18.0	19.9
3岁9个月	16.6	18.1	20.0	16.4	18.0	20.0
4岁	16.6	18.1	20.1	16.4	18.0	20.0
4岁3个月	16.6	18.2	20.2	16.4	18.0	20.1
4岁6个月	16.6	18.2	20.3	16.4	18.1	20.2

家长应该如何给孩子正确测量身高和体重呢?

准确测量身高有妙招:

- 头部要处于正中，下巴微微收起，目视前方（见下图）。
- 脚跟、臀部以及后背上部要和垂直的立柱或墙面紧贴（见下图）。
- 2 岁及以下孩子应采取仰卧位测量身长。

准确测量体重有妙招:

- 空腹，排空大小便。
- 测量时间最好是在早上。
- 穿轻薄的衣物，并且脱掉鞋子。
- 使用固定的体重秤（不同的体重秤测量出来的结果可能有所不同）。

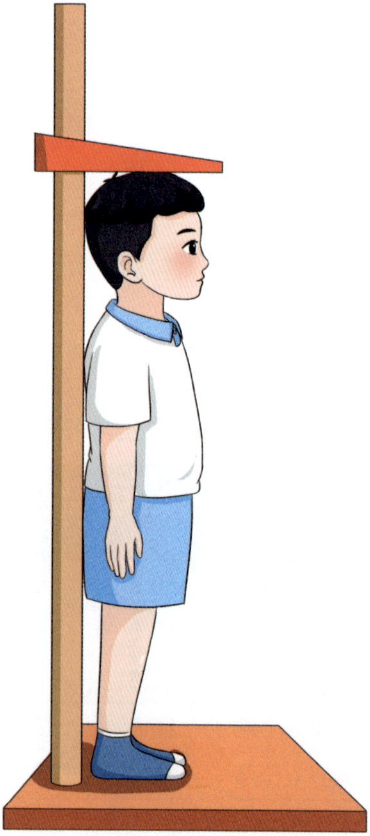

身高测量图示

壮壮妈妈用正确的方法测量壮壮的身高和体重并计算 BMI 后，发现壮壮真的已经处于肥胖状态了。

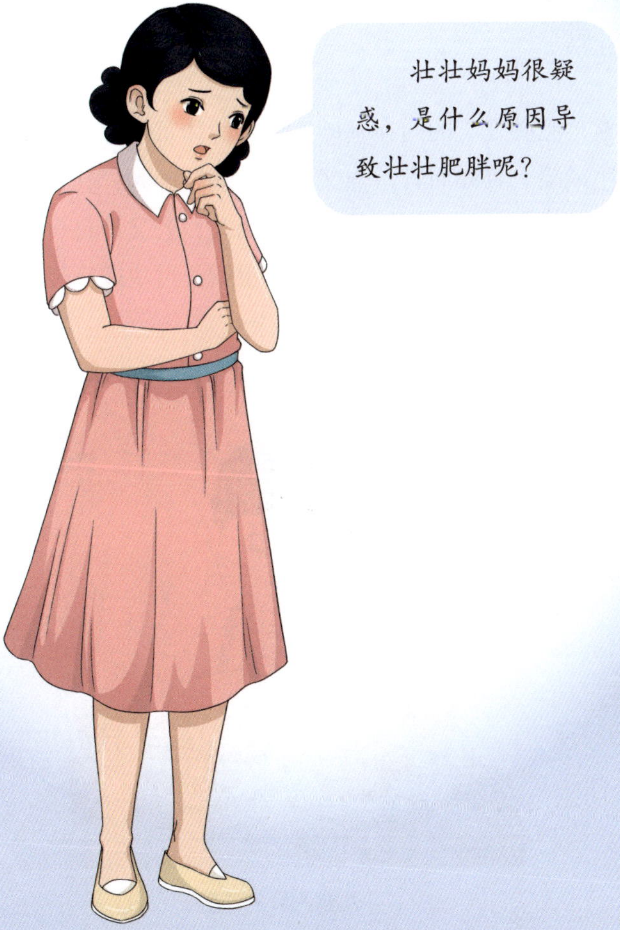

儿童肥胖的原因

儿童肥胖的发生是受多个因素共同影响的，包括遗传因素、膳食结构和饮食行为、身体活动和静态活动等。

遗传因素

遗传因素是肥胖发生的内在基础。父母的体重情况可以通过遗传影响孩子超重肥胖的发生风险。具体而言，当父母双方均肥胖时，其子女发生肥胖的风险会显著高于那些父母双方均不肥胖的儿童。因此，若父母自身存在肥胖问题，应更加关注子女的体重变化，及时察觉任何体重增长过快或已经进入超重肥胖状态的迹象，以便尽早采取干预措施。

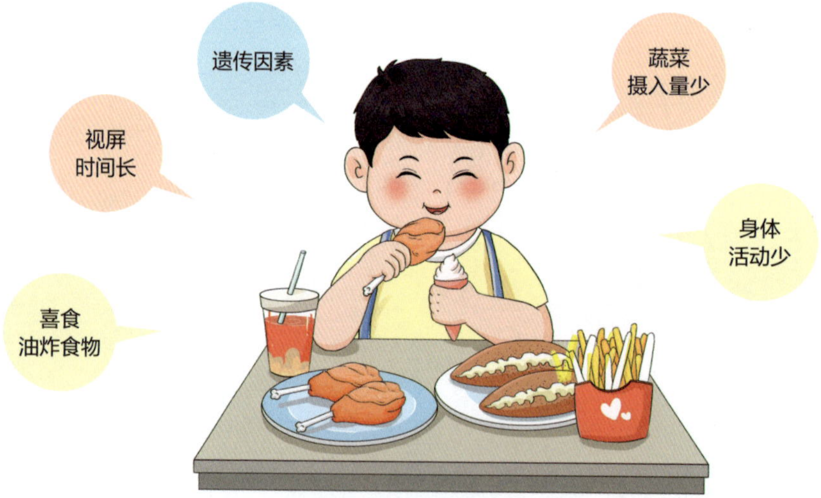
遗传因素
蔬菜
摄入量少
视屏
时间长
身体
活动少
喜食
油炸食物

儿童肥胖的原因

膳食结构和饮食行为

膳食结构是指膳食中各类食物的数量及其在膳食中所占的比重。近年，我国儿童脂肪摄入量明显增加，同时伴有谷薯类与蔬菜类摄入量下降，畜禽肉及水产品类、蛋类和奶类摄入量上升的现象。膳食结构不合理，例如总能量中脂肪占比过高、高能量食物摄入过多等，均会导致能量摄入增加，进而增加儿童发生肥胖的风险。

不健康的饮食行为，如不吃早餐、不健康零食摄入过多、含糖饮料饮用频率和饮用量上升、在外就餐或食用外卖频率增加等，都是增加儿童肥胖发生风险的影响因素。

身体活动和静态活动

身体活动包括所有类型、各种强度、各种范畴的活动。也就是说，儿童在一天当中出于不同目的做的各种各样的活动都叫身体活动。静态活动是指在清醒状态下坐着或躺着，是能量消耗非常低的行为。

随着交通条件的不断改善和家用汽车的普及，以及各类电子产品的快速发展和电子产品的可及性增加，儿童身体活动减少，静坐及视屏时间增加，导致儿童的能量消耗减少，进而增加了儿童发生肥胖的风险。近年来我国学龄前儿童体力活动时间缩短，静坐时间增加，部分儿童身体活动无法达到指南推荐水平。

致肥胖环境是指导致能量摄入较高和静态活动较多的环境，包括食物环境和身体活动环境等。

食物环境，如家庭食物环境（家庭健康食物提供情况、家庭共餐情况等）、学校食物环境（学校供餐情况、营养健康教育等）、食物消费环境（超市健康食物的种类、价格、促销手段）等，都会影响儿童对食物的态度和摄入行为。

身体活动环境包括社区环境、公园、街道、儿童游乐场所、学校运动场地等。良好的身体活动环境对促进儿童运动有重要作用。

对于儿童而言，家庭是其主要的生活场所。家庭食物环境、身体活动环境以及父母的饮食行为和身体活动，对儿童饮食行为和身体活动习惯的养成有着重要的影响。

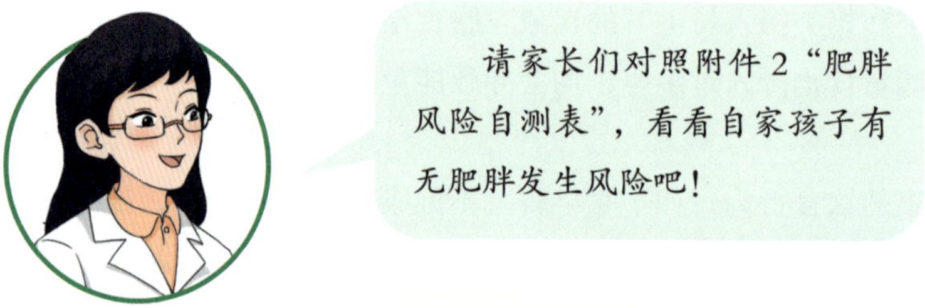

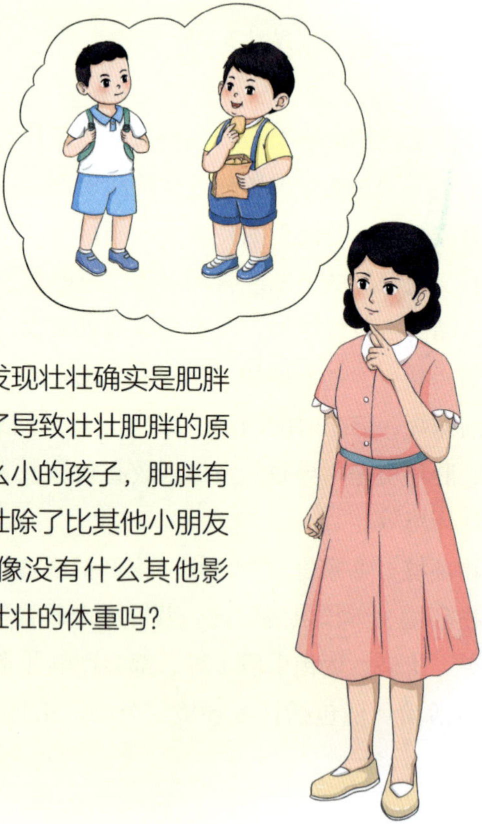

壮壮的妈妈发现壮壮确实是肥胖了，也初步了解了导致壮壮肥胖的原因。但是对于这么小的孩子，肥胖有什么影响呢？壮壮除了比其他小朋友肉多了点儿，好像没有什么其他影响。有必要控制壮壮的体重吗？

儿童肥胖的危害

小孩子白白胖胖虽然很可爱，但是对健康的危害很大。有些家长可能已经观察到了，有些“小胖墩”运动能力不及其他孩子好，缺乏自信。再长大一点儿，他们的身高可能会不及同龄人，性发育也可能会受到影响。大量研究证实，“小胖墩”到成年期发生糖尿病、高血压、高血脂、脂肪肝、心脑血管疾病等慢性疾病的风险明显升高！

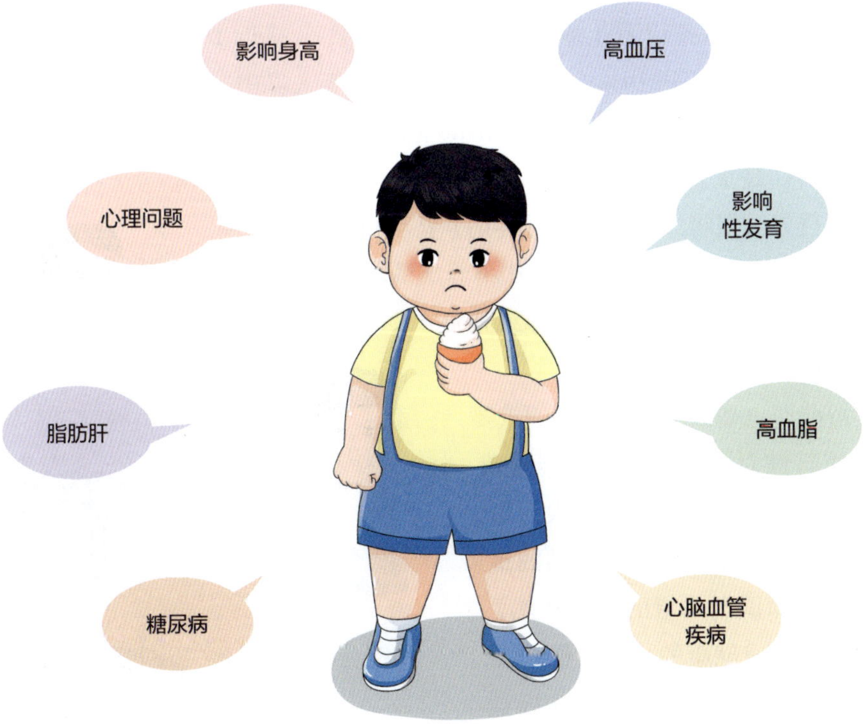

儿童肥胖的危害

学龄前儿童超重肥胖问题需要重视

在一项 5 万余人的跟踪调查中发现，近 90% 在 3 岁时肥胖的幼儿在青少年时期仍然超重或肥胖。也就是说，10 个 3 岁的“小胖墩”里面有 9 个长大后依然超重肥胖！10 余项大型队列研究证据表明，肥胖的儿童青少年在成年后肥胖的可能性是非肥胖者的 5 倍，大约 55% 的肥胖儿童（7 ~ 11 岁）在青春期（12 ~ 18 岁）继续肥胖，大约 80% 的肥胖青少年（12 ~ 18 岁）在成年期仍然肥胖。所以，“胖孩子长大了就会瘦下来”只是个别案例。若不进行体重管理，肥胖儿童大部分到成年期仍然保持肥胖状态。

关于不同人群超重肥胖的发生率，《中国居民营养与慢性病状况报告（2020 年）》显示：中国 6 岁以下儿童超重肥胖率为 10.4%（接近 1/10），6 ~ 17 岁儿童青少年超重肥胖率达到 19%（接近 1/5）；而在成年人群中，超过 50% 的人超重或肥胖（超过 1/2）。很明显，随着年龄的增长，肥胖的人越来越多。

学龄前期是重要的行为习惯养成期，该阶段形成的食物偏好和饮食行为习惯将一直保持到青春期，甚至可能到成年期，产生长远的健康影响。“小胖墩”从小养成的不良饮食和运动习惯在成年时更难发生改变，将导致其肥胖状态的持续。

学龄前期也是孩子生长发育的重要阶段。应打破对“小胖墩”的传统错误观念，认识到“小胖墩”长大后不会自己瘦下来，加强对肥胖问题的重视，学会正确识别儿童的体重状态，让孩子从小养成健康的生活习惯。既要避免孩子成为“小胖墩”，又要让“小胖墩”能够健康瘦下来。

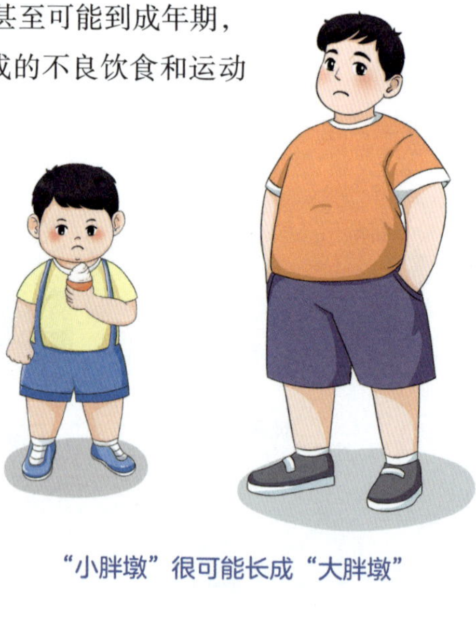

“小胖墩”很可能长成“大胖墩”

第二章

饮食篇

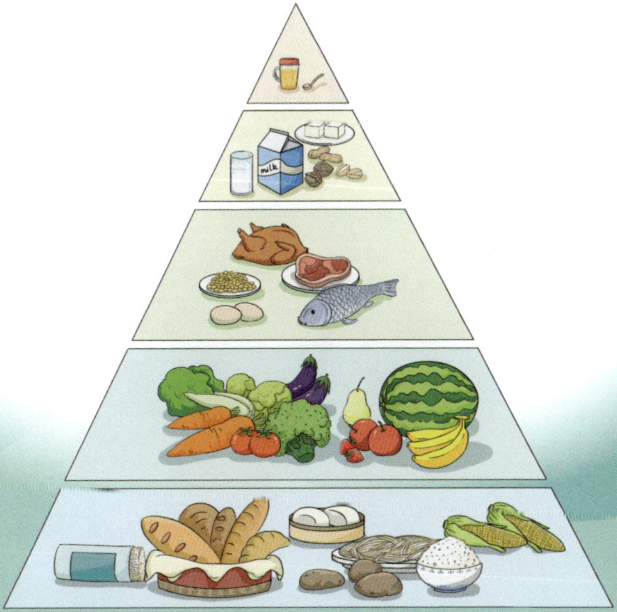

人们常说“减肥，三分在练七分在吃”。吃对于孩子保持健康体重非常重要。怎样吃才能保证壮壮在正常生长发育的同时控制体重增长呢？

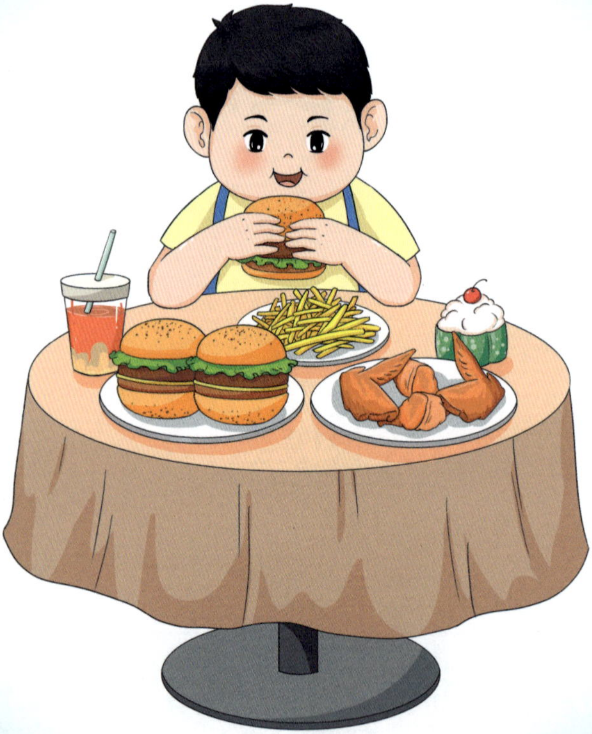

平衡膳食，实现食物多样化

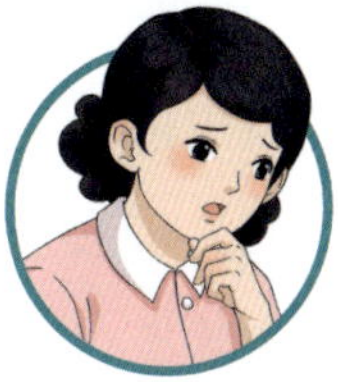

膳食结构不合理和不健康的饮食行为是导致肥胖发生、发展的重要因素。要想控制体重，平衡膳食十分重要。那么，什么是平衡膳食呢？

平衡膳食是指通过合理搭配不同种类的食物，使膳食组成中的食物种类和比例满足营养和健康需求。食物多样指一日三餐膳食的食物种类全、品样多，是平衡膳食的基础。对于学龄前儿童，要多吃蔬菜水果，适量摄入全谷物、鱼、禽、蛋类、瘦肉及奶制品。食物多样不仅为儿童提供生长发育所需要的能量和营养素，还能减少发生超重肥胖的风险。

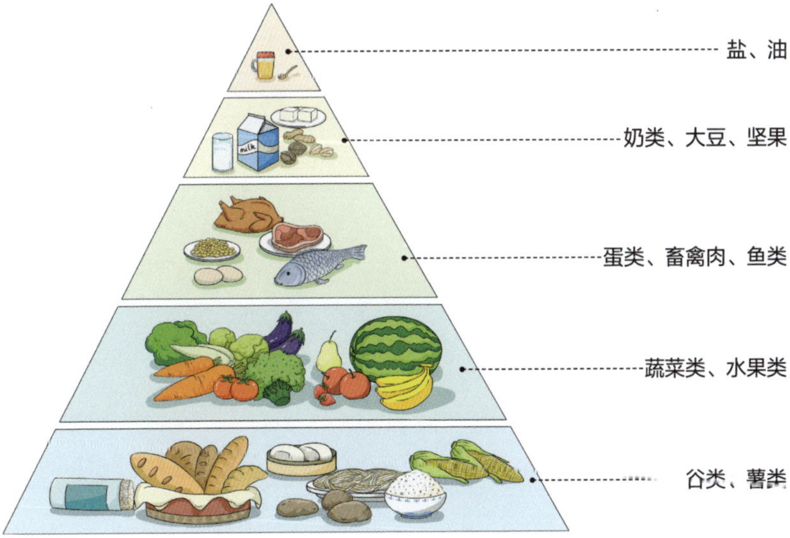

膳食宝塔示意图

儿童每天摄入的食物应包括谷薯类，蔬菜水果类，禽畜肉、鱼类和蛋类，以及奶类和大豆坚果类等 12 种以上食物。应适量食用全谷物，增加新鲜蔬菜的摄入，保证奶制品的摄入量，适量摄入畜禽肉鱼类，少摄入油炸食品、含糖饮料和糕点等能量密度高的食品。

除了烹调油和调味品，学龄前儿童应平均每天摄入 12 种以上、每周摄入 25 种以上食物，早餐可以选择4 ~ 5种，午餐5 ~ 6种，晚餐4 ~ 5种，加餐1 ~ 2种。3 ~ 6 岁儿童不同种类食物每日摄入量推荐见附件 3。

营养小贴士

膳食纤维是一种不易被消化的多糖类食物成分，对儿童的成长很重要，在消化、血糖调节、体重控制等方面发挥着重要作用。3 ~ 6 岁儿童在饮食中摄入适量的膳食纤维有助于预防便秘，形成健康的肠道菌群；还有助于增加饱腹感，控制总体食物摄入量；同时对增强孩子的免疫功能也有一定好处。

膳食纤维含量高的食物有哪些？

- 高膳食纤维主食类：黑麦、小麦、大麦、麦片、荞麦、藜麦等。
- 大部分蔬菜和水果是膳食纤维的良好来源。其中，膳食纤维含量较高的举例如下。
  - 高膳食纤维水果类：苹果、梨、桑葚、番石榴等。
  - 高膳食纤维蔬菜类：芹菜、金针菇、笋尖、荷兰豆等。
- 坚果中也含有一定的膳食纤维，每日可以适量食用。

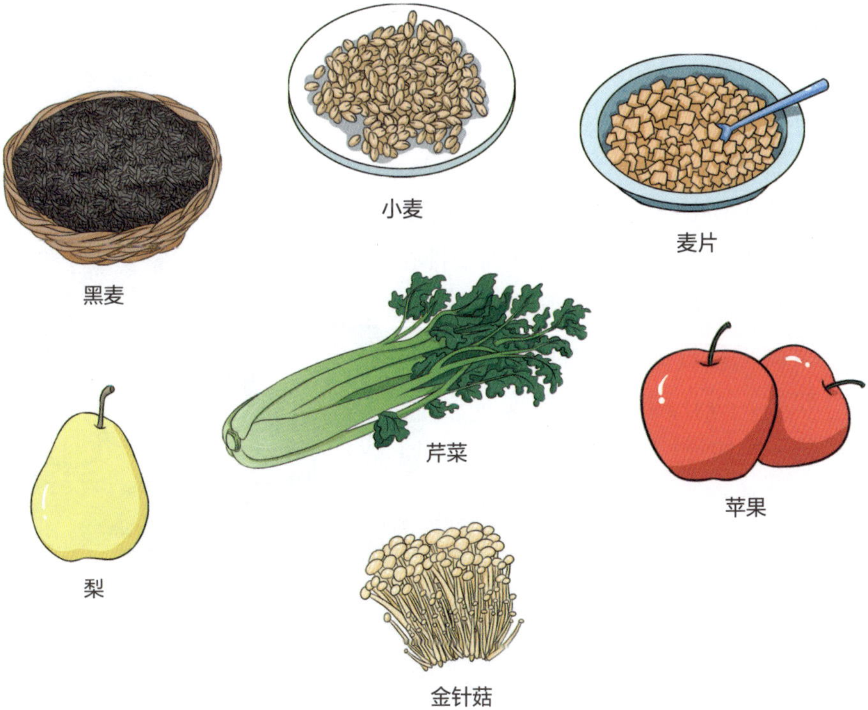

膳食纤维含量高的食物

规律用餐，减少在外就餐

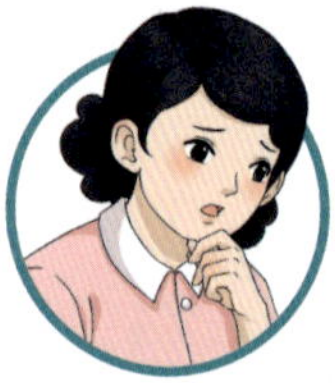

规律用餐不仅指时间上的规律，还需要注意进餐地点。在生活中如何做到规律用餐呢？

- 在满足儿童总能量和营养素需要的基础上，在相对固定的时间摄入食物，适当增加餐次，减少在外就餐（包括在外堂食和吃外卖等）的次数，可以降低儿童超重肥胖的发生风险。
- **规律用餐**：是指在一天之中相对固定的时间段内摄入食物。对于 3 ~ 6 岁的儿童，考虑到其生长发育特点以及营养需要，除一日三餐之外，还应有两次加餐，即每天安排早、中、晚三次正餐和两次加餐，但要注意总能量的摄入应不超过需要量。两次正餐之间间隔 4 ~ 5 小时，加餐与正餐之间间隔 1.5 ~ 2 小时，加餐分别安排在上、下午各一次。家长应了解孩子在幼儿园的用餐情况，不要给孩子盲目加餐。若晚餐较早，可在睡前 2 小时安排一次加餐。
- **进餐地点**：在外就餐时更容易摄入高脂肪、高能量食物，尤其是选择以炸、煎、烤为主要烹饪方式的西式快餐食品，从而增加儿童超重肥胖的发生风险。

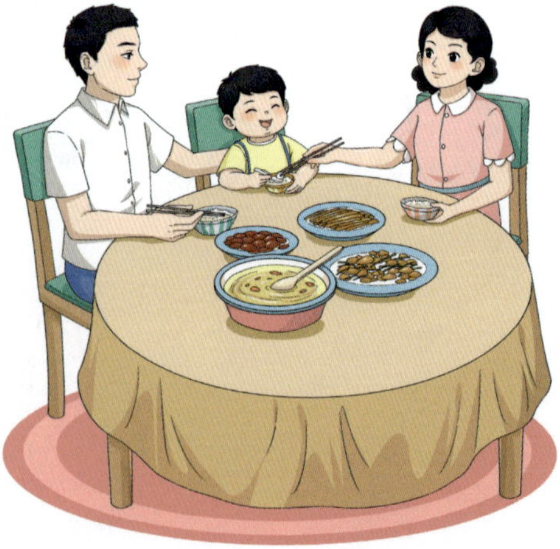

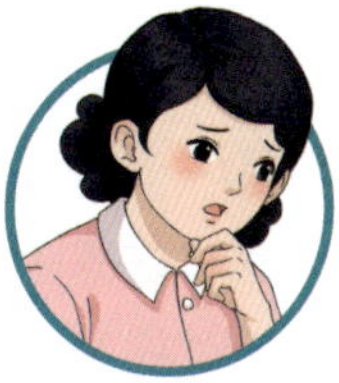

壮壮不爱喝水，总是喜欢在超市或商店买饮料喝。哪些可以给壮壮喝，哪些又不可以呢？妈妈应该鼓励壮壮喝什么呢？牛奶是学龄前儿童补充优质蛋白质和钙的良好食物来源，每天应该饮用多少牛奶呢？

饮水饮奶，拒绝含糖饮料

含糖饮料是指在制作过程中人工添加糖的饮品，市面上常见的有碳酸饮料、果蔬饮料、功能性饮料和奶茶、咖啡等。喝含糖饮料会对学龄前儿童的健康造成危害，增加患肥胖、龋齿等疾病的风险。儿童应喝白开水而不是含糖饮料。

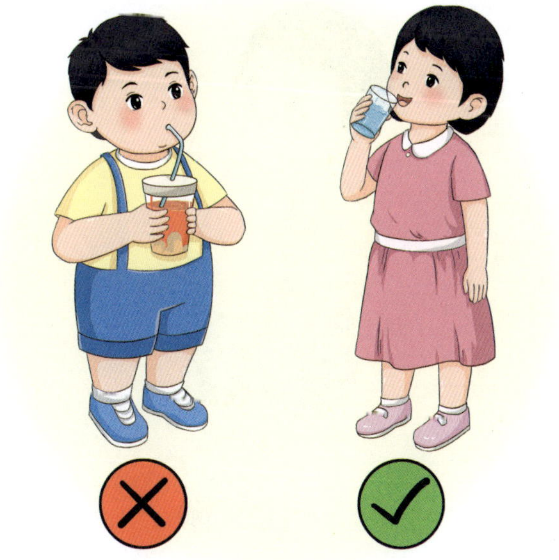

学龄前儿童新陈代谢旺盛，活动量大、出汗多，需要及时补充水分（包括饮水和汤、奶等）。建议每天水分的总摄入量为1300～1600 ml，其中饮水量为600～800 ml，并以饮白开水为佳，宜少量多次饮用。目前，我国儿童的饮水量普遍偏低。此外，足量饮水有助于增加饱腹感，减少总能量的摄入，对控制体重、降低超重肥胖发生风险有益。

奶类可以提供优质蛋白质，并且其中钙含量丰富，且吸收利用率高，是膳食钙的最佳来源，应鼓励儿童每天饮奶。建议每天饮奶量为300～500 ml或食用相当量的奶制品。不同类型的奶制品，如鲜奶、酸奶、奶粉和奶酪，其主要营养成分差异不大，均可作为日常补充优质蛋白质和钙的来源。选择酸奶时应注意挑选添加糖较少的产品，选择奶酪时则建议优先选择含盐量较低的品种。对于乳糖不耐受的儿童，可以选择乳糖含量较低的奶制品，如酸奶、奶酪或其他低乳糖产品。同时，应避免或减少摄入乳饮料、奶油等低营养价值的奶制品，以防摄入过多能量和不健康成分。家长应以身作则常饮奶，鼓励和督促儿童每日饮奶，从小养成天天饮奶的好习惯。

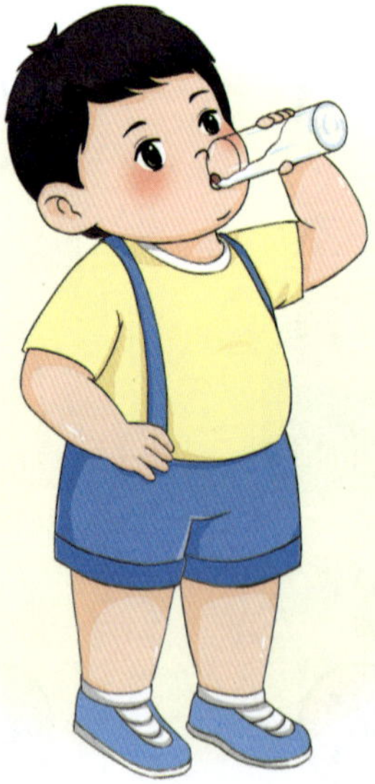

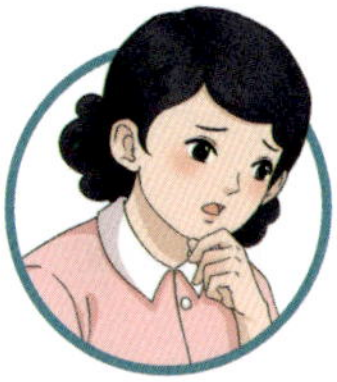

壮壮每星期都会缠着妈妈去超市买零食——薯片、鸡爪、小饼干……每次都买一大袋！零食是不是都不健康呢？哪些零食是健康的，哪些是不健康的？应该怎样判断呢？

营养补充，巧选健康零食

零食是指非正餐时间食用的食物或者饮料，不包括水。摄入高能量密度的零食与儿童肥胖发生密切相关。儿童期是生长发育的重要阶段，也是饮食行为形成的关键期。应该给予儿童科学指导，帮助其正确合理地选择零食，避免或减少薯片、糕点等能量密度高但营养价值低的零食摄入。

健康零食

新鲜的水果，奶制品（牛奶或酸奶），天然、未加工的坚果等

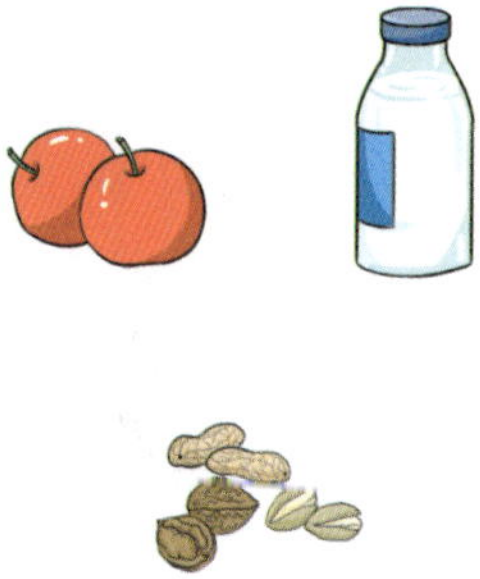

不健康零食

巧克力、蛋糕、含糖饮料等

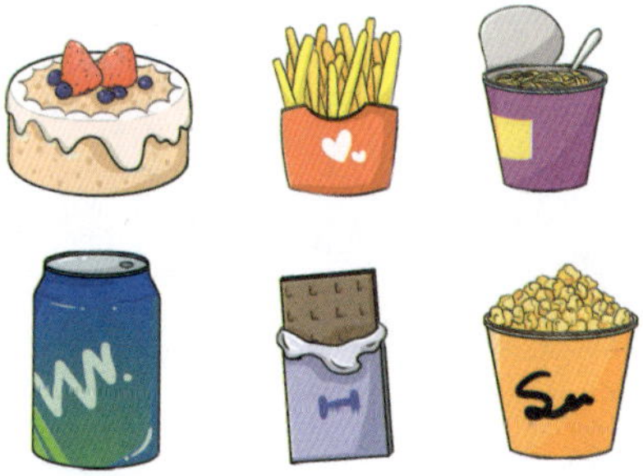

健康零食与不健康零食

零食选择应注意的几个方面

- 宜选择新鲜、天然、易消化的食物，如奶制品、水果、未加工的坚果等食物。
- 少选油炸食品和膨化食品。
- 零食最好安排在两次正餐之间，量不宜多。睡觉前 30 分钟不要吃零食。

此外，还需注意吃零食前要洗手，吃完后要漱口；注意零食的食用安全，避免整粒的豆类、坚果类食物呛入气管发生意外。建议将坚果和豆类食物磨成粉或打成糊食用。

对于年龄较大的儿童，应引导其认识食品标签，学会识别并减少食用不健康零食。

小贴士

食品的能量密度指的是每克食物所含的能量。食物能量密度越低，相同能量食物的体积就越大；食物能量密度越高，相同能量食物的体积就越小。常见的高能量密度的食物有巧克力、蛋糕等。选择低能量密度的食物，例如蔬菜和水果，能让儿童在摄入相同热量的情况下，吃更大体积的食物，增加饱腹感，减少过量饮食。

如何正确识读食品标签？

识读食品标签时，特别需要关注配料表和营养成分表。食品的营养取决于原料及其比例。配料表上的原料是按照含量递减的顺序进行排列的，含量最大的原料应当排在第一位，含量最少的原料排在最后一位。营养成分表强制标识能量、三大营养物质（蛋白质、脂肪和碳水化合物）以及钠的含量，一些商品也会标识钙含量等。同时，营养成分表还会给出每种营养素的营养素参考值百分比（NRV%），例如下图第二行表示每 100 g 此食品能量占成年人一天能量总需要量的 4%。

通常在食物包装上有营养标签。根据我国《预包装食品营养标签通则》（GB 28050—2025），“低能量”“低糖”“低脂”和“低盐”的标准分别为：①低能量：能量≤170 kJ/100 g（固体）或≤80 kJ/100 ml（液体）。②低糖：碳水化合物或者糖≤5 g/100 g（固体）或 100 ml（液体）。③低脂：脂肪≤3 g/100 g（固体）或≤1.5 g/100 ml（液体）。④低盐：钠≤120 mg/100 g（固体）或 100 ml（液体）。

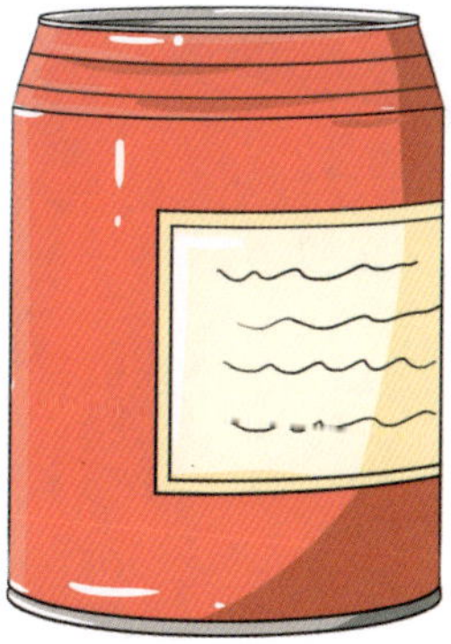

营养成分表

项目	每 100 g	营养素参考值百分比（NRV%）
能量	325 kJ	4%
蛋白质	2.4 g	4%
脂肪	2.6 g	4%
碳水化合物	10.0 g	3%
钠	50 mg	3%
钙	90 mg	11%

营养成分表举例

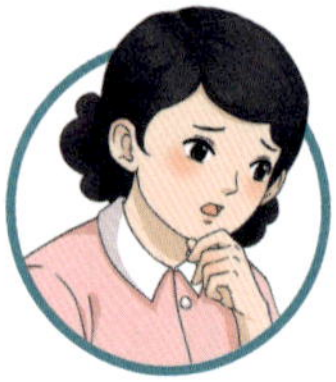

壮壮特别喜欢吃重口味的菜，要是能吃到油炸的就更开心了！然而，重油重盐是导致肥胖的重要因素。但如果烹调清淡，孩子又会觉得没有味道。那么有哪些方法可以弥补少加油和盐等所导致的味道缺失呢？

烹调清淡，减少过度调味

烹调以清淡少油为宜，尽量少吃油炸或烧烤食物，尽可能少用或不用含盐量高的调味品。可选择天然、新鲜的香料（如葱、蒜、洋葱等）和新鲜的蔬果汁（如番茄汁、柠檬、南瓜汁、菠菜汁等）进行调味。

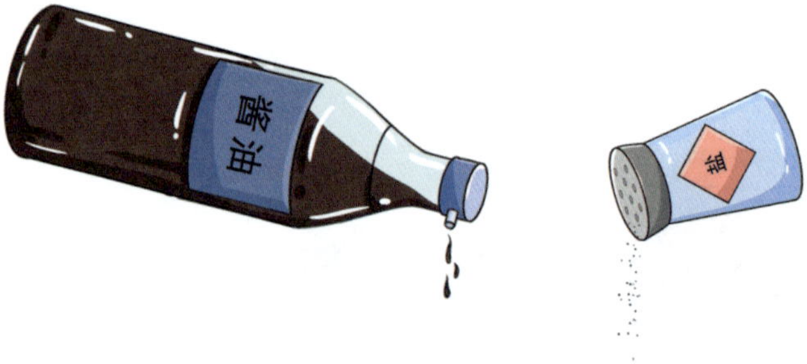

少加含盐量高的调味品

宜采用蒸、煮、炖、煨等烹调方式，尽量少用煎炸、烧烤等方式。

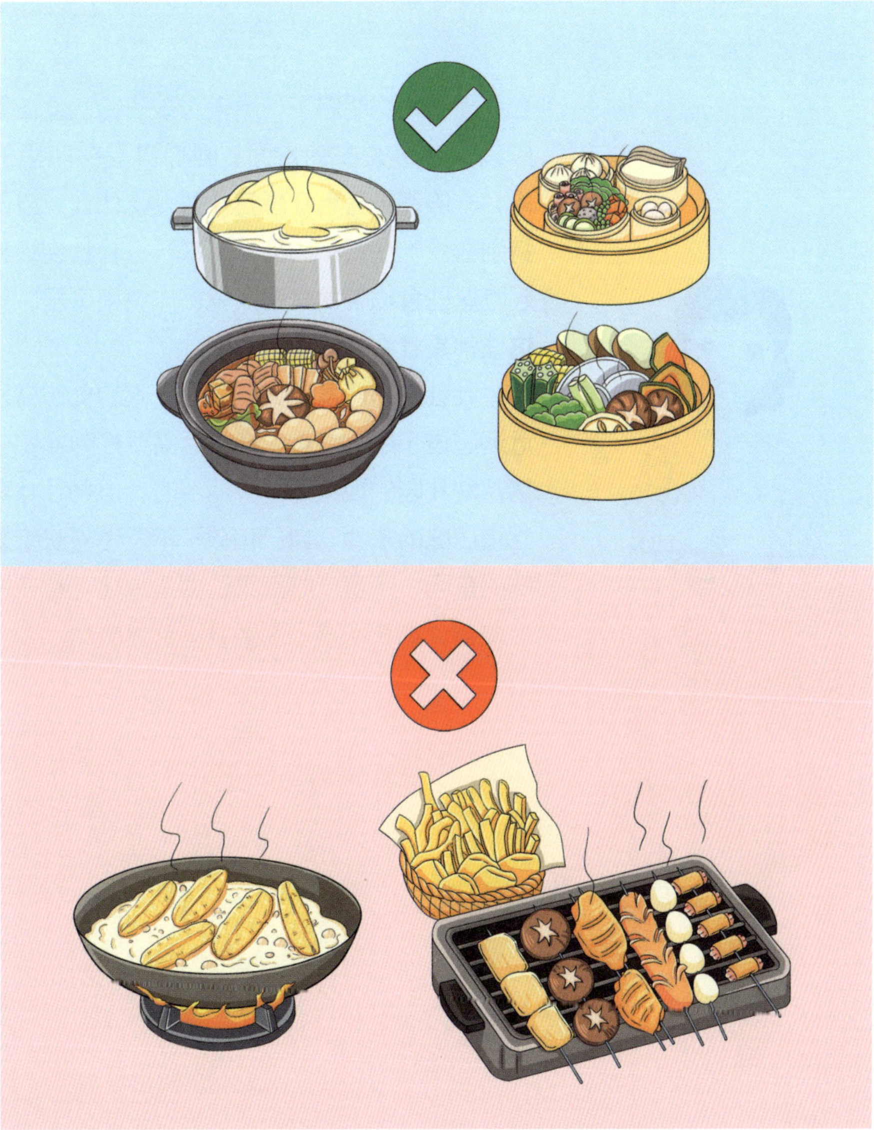

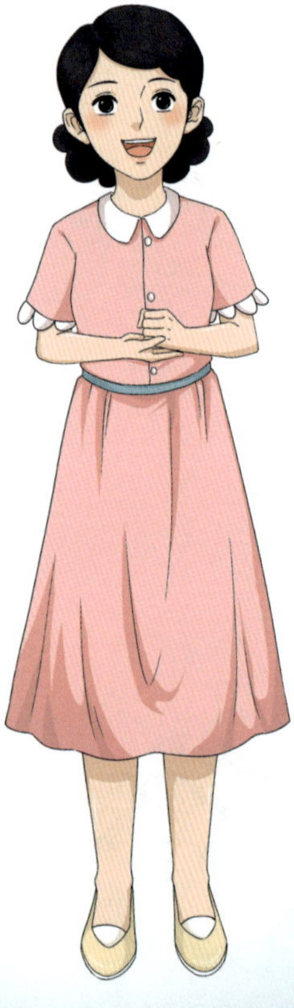

壮壮妈妈明白了，原来对孩子的饮食在平时应该关注这么多的方面！回想自己在家里的时候，一般都纵容壮壮想吃什么就吃什么。自己也特别喜欢吃快餐和甜品、喝饮料，壮壮会跟着一起吃这些食物，尤其是汉堡、炸鸡和可乐。其实这些都是壮壮变胖的元凶啊！

壮壮妈妈还发现，壮壮一天吃的食物量已经远远超过了所需能量，在今后需要控制食物总能量。幼儿园的饭菜是比较清淡的，但是壮壮喜欢吃重口味的东西，自己和孩子爸爸也喜欢吃重口味的东西，不喜欢吃蔬菜。要是想让壮壮在饮食上改善，家长和孩子需要共同努力啊！

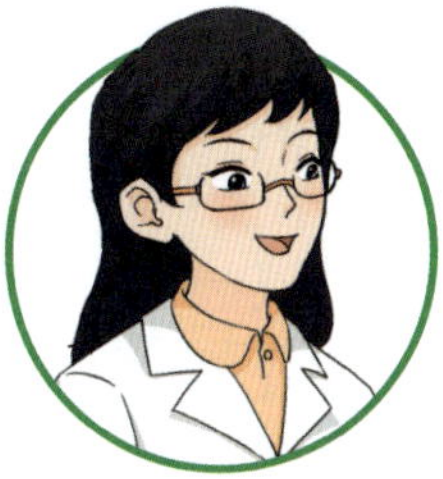

总的来说，要想保证儿童在正常生长发育的同时控制体重增长，家长需要帮助孩子养成良好的饮食行为习惯，注重健康的膳食结构和合理的能量摄入。

我们总结了“3 少、2 不、1 适”的健康饮食原则：

“3 少” 指的是少吃零食、少吃油炸食品和少在外就餐，以减少高能量、高油、高糖食物的摄入。

“2 不” 强调不过量进食、不喝含糖饮料，避免摄入过多的能量和摄取不必要的糖分。

“1 适” 则提倡适量多吃富含膳食纤维的食物，有助于促进消化，预防便秘，增加饱腹感。

第三章

运动篇

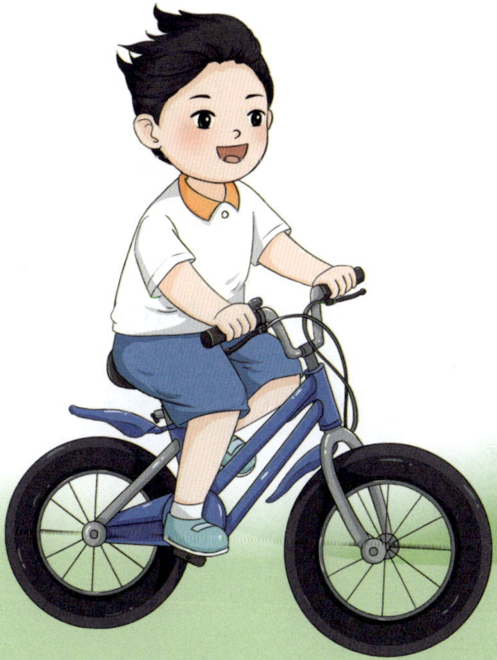

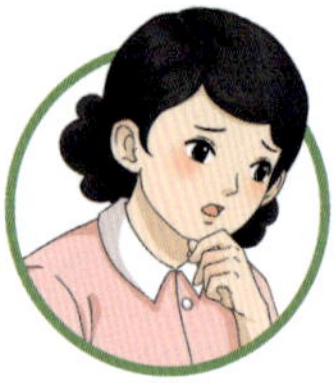

壮壮平时不爱运动，吃完饭就喜欢躺在沙发上，稍一运动就气喘吁吁。壮壮的邻居龙龙特别爱运动，一放学就满小区跑。别的小朋友感冒的时候，龙龙还生龙活虎，一身的劲儿！

运动的好处

在儿童的生长发育阶段，运动起到非常重要的作用。善于运动的孩子往往身体更强壮，头脑更敏捷，表现更自信。

1．增强心肺功能 运动可以促进心肺功能的发展，增强心肺的耐受力，改善心血管健康。

2．增强免疫力 适当的运动可以增强孩子的免疫力，减少普通感冒、流感等疾病的发生，能够更好地抵抗外部的病毒或细菌。

3．促进生长发育 运动可以促进儿童的骨骼和肌肉发育，有助于孩子拥有良好的身体素质。

4．促进心理健康 通过参与运动，儿童可以感受到自己身体素质和运动技能的提升，从而增强自信心和自尊心。

5．促进社交发展 在体育活动中，可以培养孩子的团队精神和合作能力，促进社交技能的发展。

6．增强学习能力 运动可以促进儿童的大脑发育，锻炼反应能力，提高儿童的专注力。

7．培养良好的生活习惯 运动是养成健康生活习惯的重要途径。早期培养运动习惯可以让儿童终身受益。

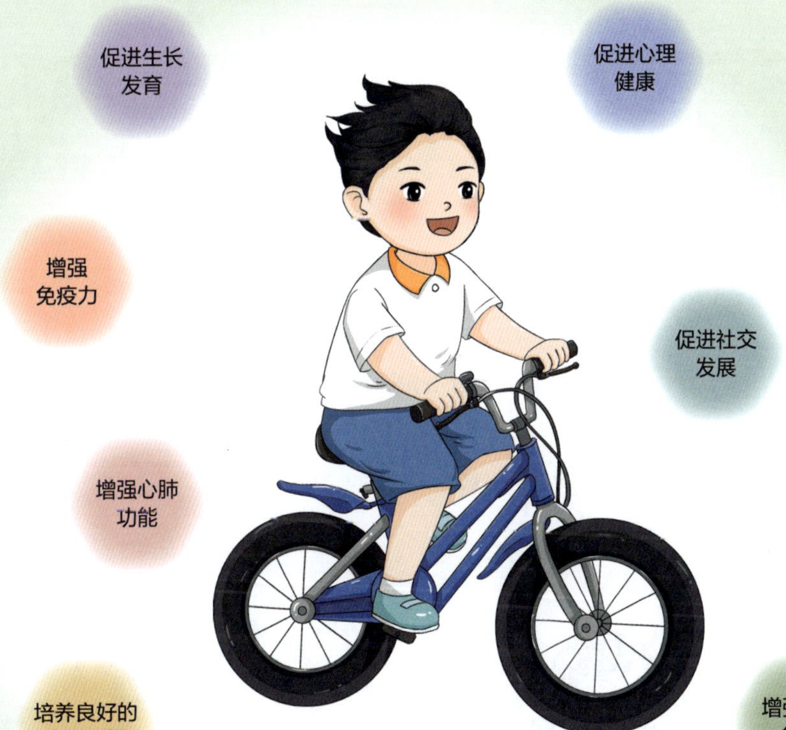
促进生长
发育
促进心理
健康
增强
免疫力
促进社交
发展
增强心肺
功能
培养良好的
生活习惯
增强学习
能力

运动的好处

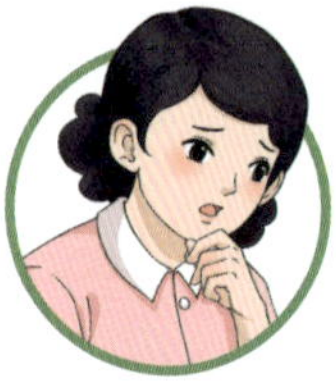

运动有这么多好处！壮壮妈妈也想让壮壮养成爱运动的好习惯。但是每天应该运动多久呢？如何运动才有效果？

运动的目标和评估

运动的目标

- 在一天中累计进行各种强度、不同的身体活动至少 180 分钟。
- 每天至少进行 60 分钟中高等强度的身体活动。
- 每天至少进行 120 分钟户外身体活动。

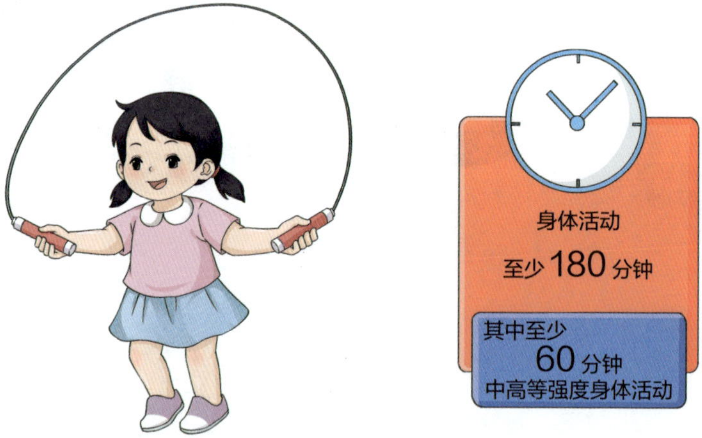

运动的目标

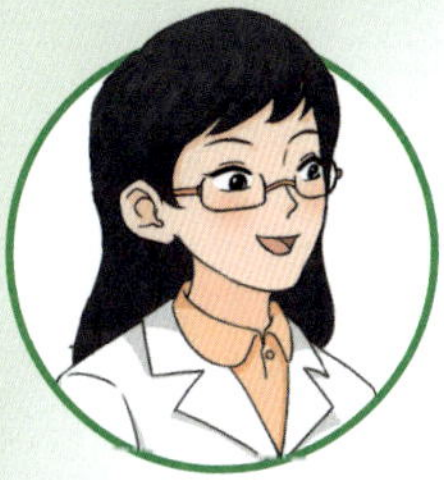

以一名 4 岁的儿童悠悠为例，我们一起看看如何将不同强度的身体活动融入孩子一天的生活之中。

在幼儿园，悠悠每天上下午分别户外活动 1 次，每次 60 分钟。在户外活动时，悠悠会和小朋友们一起追逐玩耍、爬攀爬架，也会爬到高处再从滑梯上滑下去等，每次都会玩得满头大汗。

从幼儿园回家后，爸爸妈妈会带着悠悠在户外再玩耍 60 分钟。在这段时间里，悠悠喜欢骑平衡车、骑自行车、滑轮滑等运动。回家后，悠悠也总是在家里跑来跑去。周末，爸爸妈妈会带悠悠去上舞蹈课，也会去公园里散步、玩耍。在家时，爸爸妈妈会限制她看电视、手机、平板电脑等电子屏幕的时间。所有这些能确保悠悠每天至少活动 180 分钟。

运动的评估

家长可以根据幼儿的表情、面色、出汗量、呼吸状况等特征的变化，判断孩子所进行的身体活动的强度（见下图）。

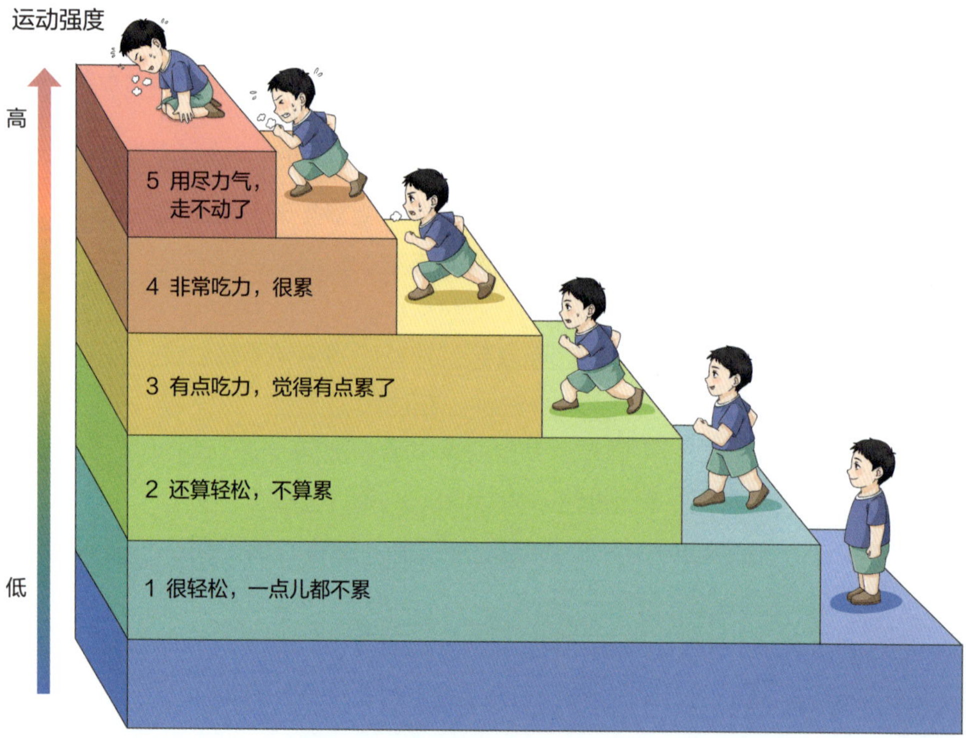

不同强度身体活动的评估

1. 低等强度活动 又称轻度活动，包括一般的日常活动，如走路、站立、简单的游戏等。这种活动下，心率和呼吸频率会略微增加，但不至于使孩子感到累或气喘。

2. 中等强度活动　指稍微剧烈一些的活动，如跑步、跳绳、骑自行车等。这种活动下，心率和呼吸频率会明显增加，但孩子仍能够交谈而不感到很累。

3. 高等强度活动　包括快跑、跳跃、游泳等剧烈运动。这种活动下，心率和呼吸频率会显著增加，孩子会感到很累，难以长时间维持。

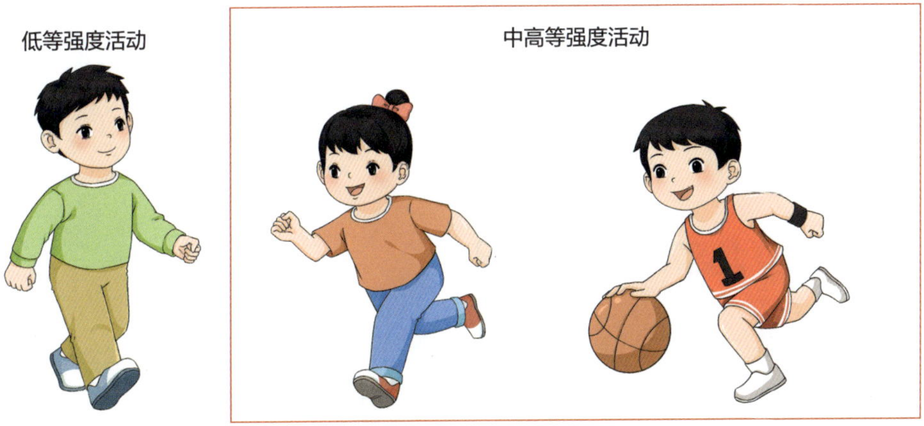

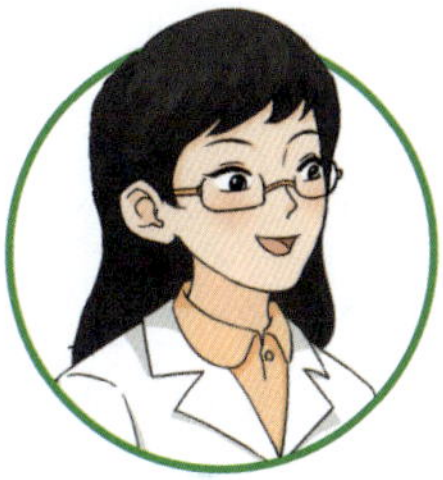

骑自行车、跑步、跳绳、跳远、跳舞、游泳，玩需要抛、接、踢的游戏，做体操或翻滚，玩捉迷藏或追逐游戏等是中等强度还是高等强度，取决于儿童用力的程度。此外，不同儿童的心肺功能也存在差异，具体到一项活动属于哪种强度，需要根据儿童的具体表现判断。例如肥胖儿童和正常体重儿童以同样的速度跑步，当正常体重儿童进行的是中等强度活动时，肥胖儿童可能进行的就是高等强度活动了。

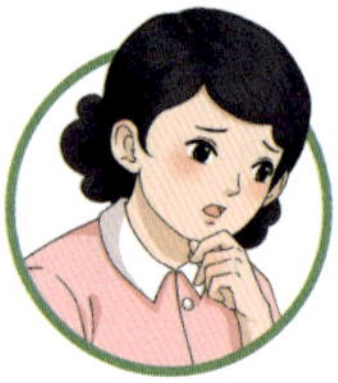

壮壮妈妈准备给壮壮制订运动计划，但是运动方式这么多，要怎样安排才合理呢？

如何合理运动

3 ~ 6 岁儿童的运动原则

1．发展基本动作技能 动作技能是指通过练习巩固下来的、比较完善的动作，如日常生活中的行走、骑车，体育运动中的跑步、游泳、体操、打球等动作组合。基本动作技能为所有身体活动和体育运动的提高奠定基础，是发展运动技能的基石。

3 ~ 6 岁儿童正处于基本动作技能发展的关键时期，此阶段对儿童进行有针对性的干预会起到事半功倍的效果。家长应通过尽可能丰富多样的运动体验来全面发展儿童的基本动作技能。这有助于孩子提高身体活动水平，养成长期运动习惯。

2．满足运动选择多样性 多种环境中的运动能让儿童充分体验室内、户外活动环境的变化。多种刺激如视觉、听觉、本体感觉的刺激有助于儿童神经系统发育，使神经肌肉的控制能力加强。多种形式的运动能让儿童学会各种体育游戏技能，帮助儿童发展运动技能。多种强度的运动是指保证有中等及中等以上强度的活动，且循序渐进。

3．设置合理的运动目标　儿童的运动目标应遵循该阶段儿童基本动作技能的发展规律，循序渐进，避免过早要求儿童完成超出其能力的运动。

4．运动时需要成人看护，避免意外伤害　要从小培养儿童的安全意识，让他们明白运动中的潜在危险及如何自我保护。看护者需全程参与并监督运动过程，确保儿童始终在视线范围内。确保落实安全措施，如选择合适的场地、佩戴防护装备、进行适当的热身运动等。了解孩子的个体差异，根据其年龄、体能、兴趣等引导孩子进行个性化的运动，确保运动既安全又有效。

5．符合儿童发展规律　与成年人相比，儿童的身体、心理、认知等都处于不断发展中，不能将成年人的训练理念刻板地应用于儿童。家长应通过引导来鼓励儿童参与有趣的活动。对大多数儿童而言，以灵活的方式不断增加中等强度甚至高等强度的身体活动，最终养成终身运动的习惯应该是更优的选择。

运动的种类

可将 3～6 岁儿童的运动分为有氧运动、力量练习、强化骨骼的练习和柔韧性练习等。

1．有氧运动　中等强度有氧运动包括徒步、滑板、轮滑、骑自行车、快步走等。高等强度有氧运动包括需要奔跑、追逐的游戏（如捉人游戏），跳绳，武术（如空手道），跑步，球类运动（如篮球、网球、羽毛球、乒乓球）等。

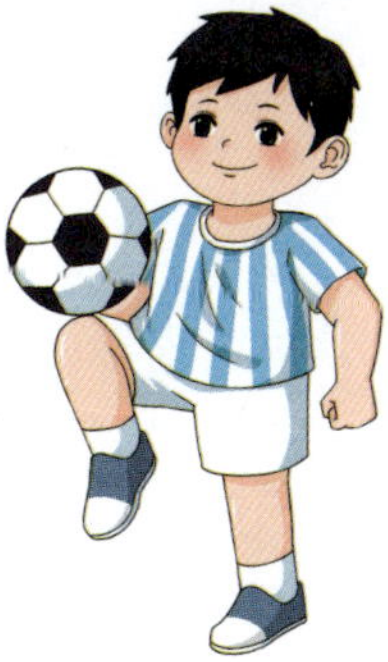

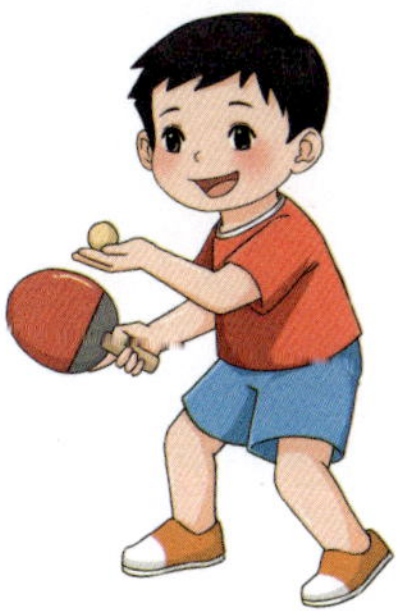

2. 力量练习 这类运动包括拔河等游戏，通过对抗体重或用弹力带等进行的抗阻练习，爬树或爬绳，在健身器械或单杠上摆动等。

3. 强化骨骼的练习 这类运动包括跳房子等游戏，以及单腿跳、并脚跳等跳跃运动等。

4. 柔韧性练习 这类运动包括学习舞蹈、进行动态拉伸等。

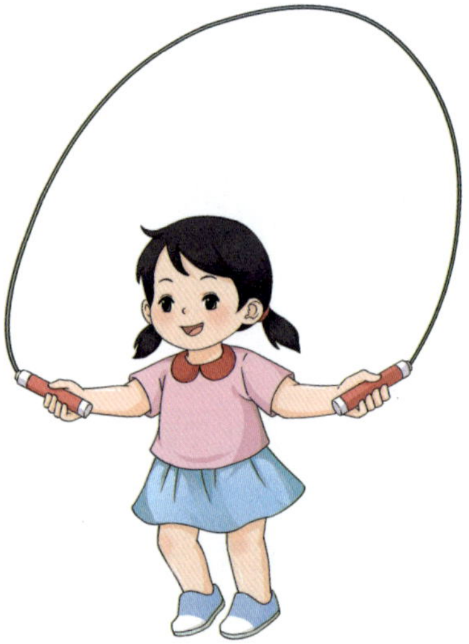

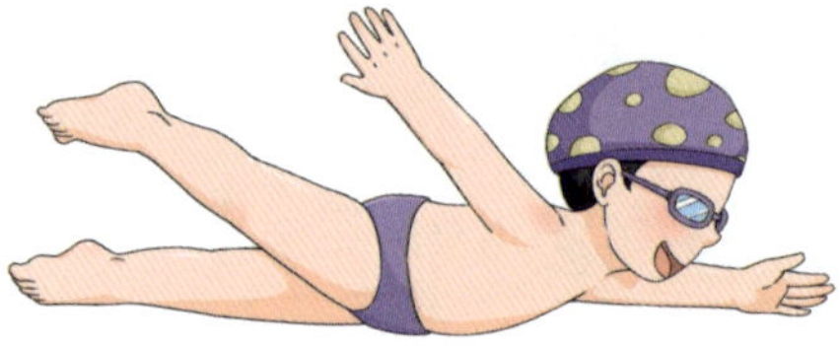

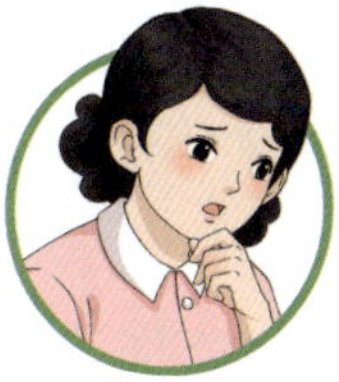

家长应该怎样和孩子一起进行亲子运动，并且帮助孩子养成良好的运动习惯呢？

亲子运动

家长进行体育锻炼对培养儿童运动习惯也具有积极影响。家长可以在日常家庭养育中多和儿童一起进行亲子运动，培养儿童参与体育活动的兴趣，建立健康的生活方式。

1．选择适合多个家庭成员的活动　选择适合不同年龄和体能水平的运动项目，确保多个家庭成员都可以参与并享受其中，例如散步、骑自行车、游泳等。

2．固定亲子运动的时间　制订一个固定的运动计划，例如每周末或每天晚上安排 30 分钟的亲子运动时间。这样可以让孩子养成固定时间运动的习惯，并加强家庭成员之间的互动。

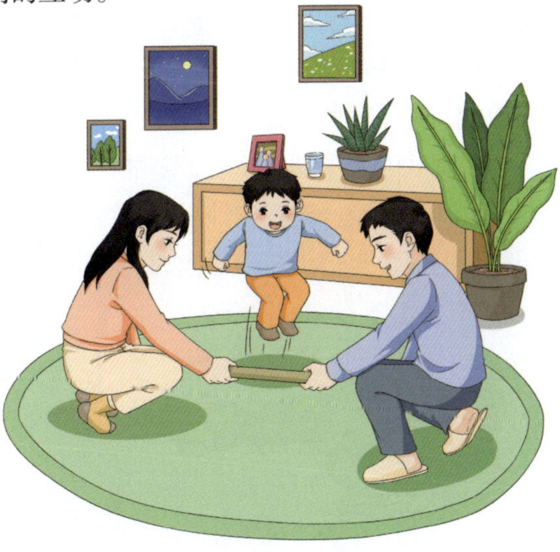

3．和孩子一起设定目标 与孩子一起设定运动目标和挑战，例如每周增加跑步的距离、提高跳绳次数等。通过努力实现这些目标，可以增强孩子的自信心，锻炼其毅力。

4．自身保持积极的态度 家长应该以身作则，展现出积极的运动态度和精神。通过自身示范，激发孩子对运动的兴趣，并鼓励他们积极参与。

5．关注活动过程中的安全问题 在进行亲子运动时，务必注意安全。确保选择适合年龄和体能水平的运动项目，尤其是符合孩子年龄阶段的运动强度和难度，并提前和孩子一起做好热身准备，避免受伤。

除了一起散步、游泳、爬山、做健身操，附件4中也提供了几个适合家长和小朋友一起玩的亲子游戏。让我们赶紧动起来吧！

壮壮妈妈明白了，自己应该让壮壮丰富日常活动，教导孩子自己的事情自己做；然后在此基础上，通过各类游戏发展壮壮的基本动作技能，鼓励壮壮多和其他小朋友一起在户外跑跑跳跳。更重要的是，自己也要以身作则，多带壮壮做运动。

第四章

远离屏幕

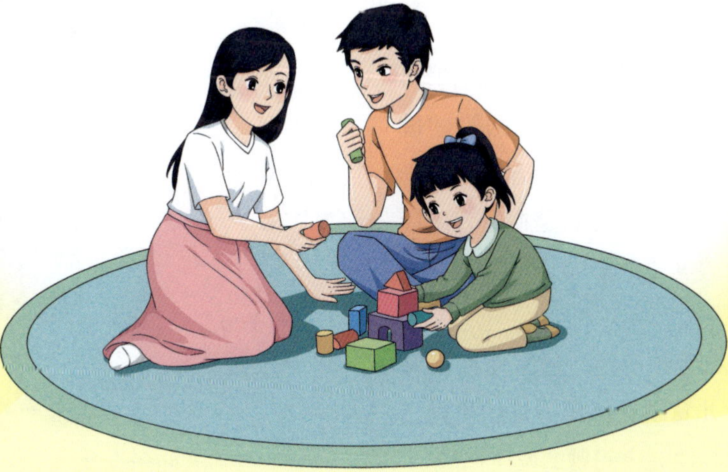

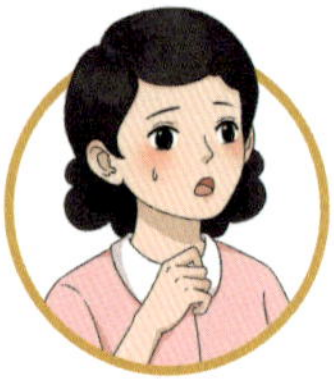

随着时代的发展，孩子们的兴趣逐渐从户外嬉戏的广阔天地转向了迷人的电子世界。壮壮也不例外，总是吵着闹着要玩手机、看视频、玩电子游戏，不知不觉，一小时就过去了……

视屏时间长的危害

3 ~ 6 岁儿童长时间观看屏幕可能会带来多种危害，具体包括以下几点。

1. 视力问题 长时间盯着屏幕会导致眼部肌肉过度紧张，容易引起眼睛疲劳和不适感。儿童在观看屏幕时通常会减少眨眼的次数，导致眼睛干涩，容易引发干眼症。屏幕发出的蓝光辐射可能对眼睛造成伤害，影响视网膜的健康。更重要的是，长时间盯着屏幕会影响眼睛的调节功能，尤其是在发育阶段的儿童，更容易受到影响，增加儿童近视的发生风险。

2. 身体活动不足 过度使用屏幕可能会导致儿童缺乏体育锻炼的机会，增加肥胖和其他健康问题的发生风险。

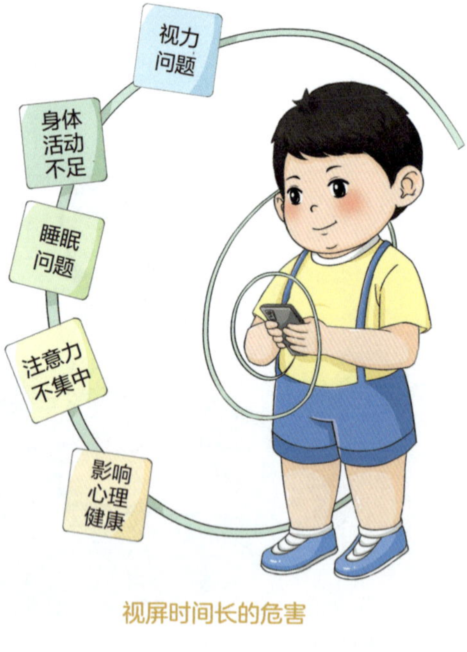
视力问题
身体活动不足
睡眠问题
注意力不集中
影响心理健康

视屏时间长的危害

3．睡眠问题　屏幕的蓝光可能会干扰儿童的睡眠，影响睡眠质量和睡眠的规律性。

4．注意力不集中　过度接触电子屏幕可能导致儿童的注意力不集中，影响学习。

5．影响心理健康　过度使用屏幕可能削弱儿童与家人和同龄人的互动，影响其社交和情感发展。

因此，对 3～6 岁儿童的视屏时间需要加以控制和管理，保证其获得足够的身体活动、社交互动和其他发展所需的时间和机会。

视屏时间的定义和目标

什么是视屏时间？

视屏时间一般是指使用带有电子屏幕设备（如电视、电脑、游戏机、手机等）观看电视节目、短视频、电影等，或者使用这些设备玩游戏、看照片或进行视频聊天的时间，属于静态行为时间。

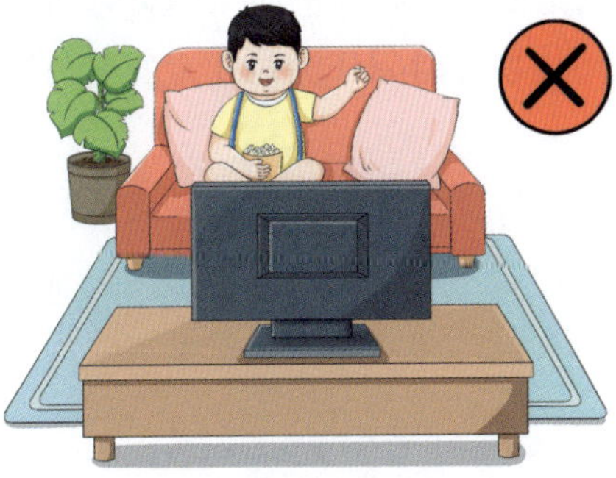

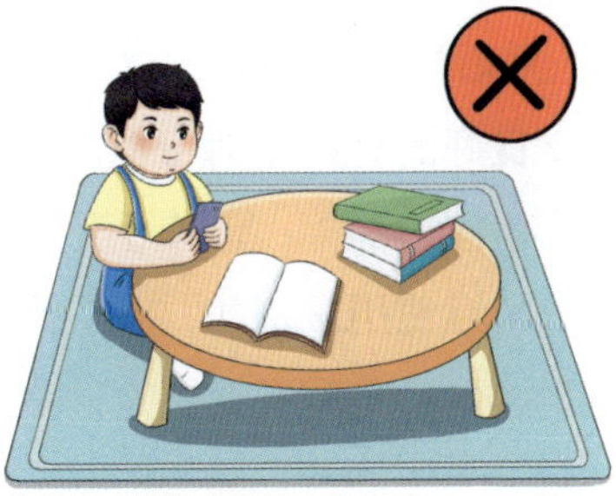

对 3 ~ 6 岁儿童来说，观看屏幕多久比较合适呢？

世界卫生组织建议，学龄前儿童静坐看屏幕的时间（即视屏时间）不应超过 1 小时，越少越好。另外，睡前 1 小时禁止使用电子屏幕设备。

如何减少视屏时间

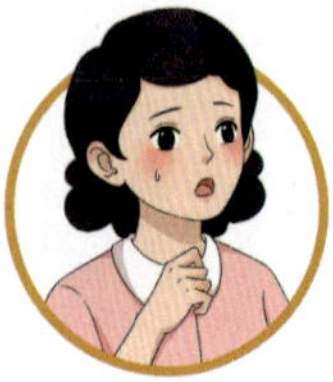

要是想让壮壮减少视屏时间，壮壮妈妈应该怎么做呢？

1. 设定明确的视屏时间 设定每天允许使用电子屏幕设备的时间，并告知孩子限制视屏时间的重要性，坚持执行。这包括限制电视、电脑（包括平板电脑）和智能手机等电子设备的使用时间。利用大部分电子设备具有的视屏时间管理功能，当孩子的观看时间达到设定值时，屏幕会自动锁定，从而提高遵守视屏时间限制的可行性。

2. 设立电子屏幕设备的使用规则 制定使用规则，例如在用餐时间和睡前 1 小时禁止观看屏幕。同时，尽量避免以增加视屏时间作为对儿童的奖励等，帮助儿童建立良好的日常生活习惯。

3. 限制电子屏幕设备的可及性 在家中特定位置放置电子屏幕设备，以确保儿童无法随意使用。例如，卧室内不放置电视等电子屏幕设备，在睡前将所有可移动电子屏幕设备放置在固定的地方，确保睡前 1 小时不观看电子屏幕。

4．提供替代活动　与视屏时间相对应的是“不看电子屏幕的静坐时间”或者“安静游戏的时间”，通常指坐着但不使用电子屏幕娱乐的时间。对于幼儿，包括坐着看书、听故事、做手工、拼图、填色、搭积木、剪纸、玩游戏等。建议将视屏时间替换为“不看电子屏幕的静坐时间”或积极的户外活动时间，以减少儿童对电子屏幕的依赖。

5．设立激励和奖励系统　例如设立积分制度或准备小礼物，作为孩子遵守约定或减少视屏时间的奖励。家长应定期检查孩子的视屏时间，并根据规定奖励孩子或调整奖励计划，以保持孩子的积极性。

6．成为良好的榜样　家长的行为和态度往往会影响孩子的行为习惯和选择。因此，作为家长，成为良好的榜样对于帮助学龄前儿童减少视屏时间至关重要。例如，家长首先应该自我管理视屏时间和使用习惯，避免在家里过多地使用手机、电脑等电子屏幕设备，尤其是与孩子相处的时候。家长应该积极参与孩子的活动，与他们一起玩耍、阅读和进行户外运动等，而不是让电子屏幕设备代替亲子互动。

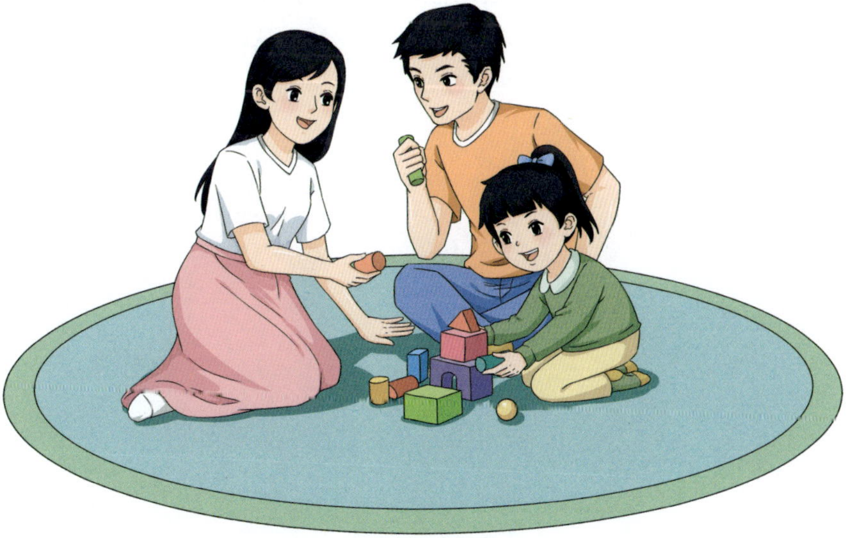

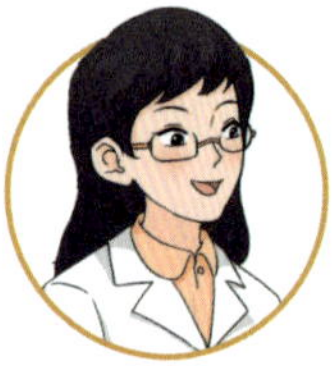

除了健康饮食外，增加身体活动和控制视屏时间对促进学龄前儿童保持健康的体重同样重要。

应坚持“快乐运动，远离屏幕”，助力孩子健康成长。

我们将身体活动时间和视屏时间的要求总结为“3-2-1”，即：

- **3小时**以上总体身体活动时间。
- **2小时**以上户外身体活动时间。
- **1小时**以下视屏时间。

每日保证3小时以上的总体身体活动可以保证儿童充分活动身体，促进能量消耗。其中，至少2小时的户外运动能增强体质和免疫力，促进骨骼生长。而1小时以下的视屏时间则有助于保证儿童有足够的身体活动时间。

第五章

睡眠篇

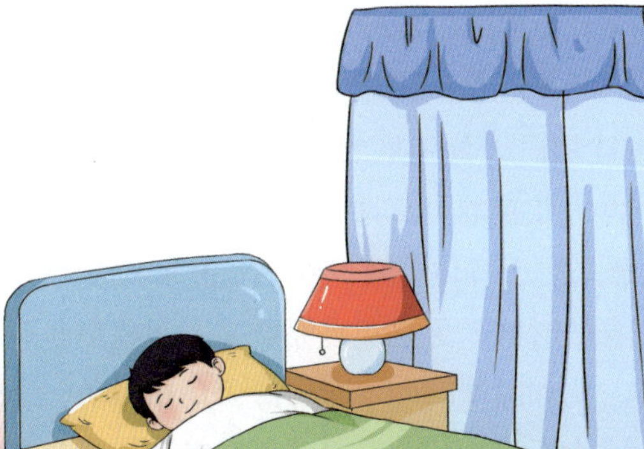

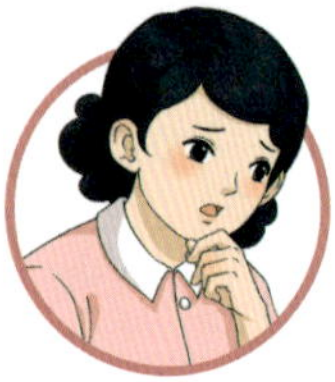

壮壮不爱睡觉，一到晚上整个人就特别亢奋，经常和爸爸妈妈一起吃夜宵或者熬夜，但是他白天午睡时间又很长，不愿意起来。到了周末，他的整个作息更乱。睡眠与儿童肥胖的发生有关吗?

良好睡眠的重要性

1. 预防儿童肥胖 充足的睡眠对维持体内激素平衡和新陈代谢有重要作用。睡眠不足可能会影响胰岛素敏感性，增加胰岛素抵抗，进而影响葡萄糖代谢，增加患肥胖的风险。此外，睡眠不足可能会导致食欲激增，增加进食量，食物选择偏向高热量、高脂肪食物，最终导致体重增加。

2. 促进儿童长高 睡眠对于儿童的生长发育，特别是身高的增长，具有至关重要的作用。在睡眠过程中，特别是在深睡眠阶段，生长激素的分泌会达到高峰。夜间生长激素的分泌量可达到白天分泌量的5～7倍，甚至更多。因此，保证充足的睡眠时间和质量对于促进儿童的身高增长至关重要。

3. 增强免疫力 夜间的睡眠对于身体免疫系统的恢复和维持具有至关重要的作用。睡眠不仅仅是身体休息的时间，更是免疫系统进行自我修复和增强的关键时期。如果长时间睡眠不好，比如睡眠时间不足、睡眠质量差等，会干扰免疫系统的正常功能，导致机体免疫力下降，从而容易受到各种病原体的侵袭，引发各种疾病。

4. 保护视力发育 睡眠不足也是造成近视发生和发展的因素之一。褪黑素有抑制眼轴增长的功能，且在晚上分泌活跃。如果褪黑素分泌变少，眼轴增长的速度就会加快，视力也会跟着有所变化。另外，儿童睡眠时，睫状肌的紧张状态会得到缓解，眼压降低，进而保护视力发育。

5. 促进大脑发育　学龄前期也是儿童大脑发育的关键期。充足的睡眠有益于记忆力、思维能力等方面的发展。睡眠不足可能导致儿童注意力不集中、记忆力减退，影响学习。

6. 保持良好情绪　充足的睡眠与儿童的情绪稳定和行为调节密切相关。睡眠不足可能导致儿童情绪波动、易怒、焦虑和注意力不集中。

睡眠充足

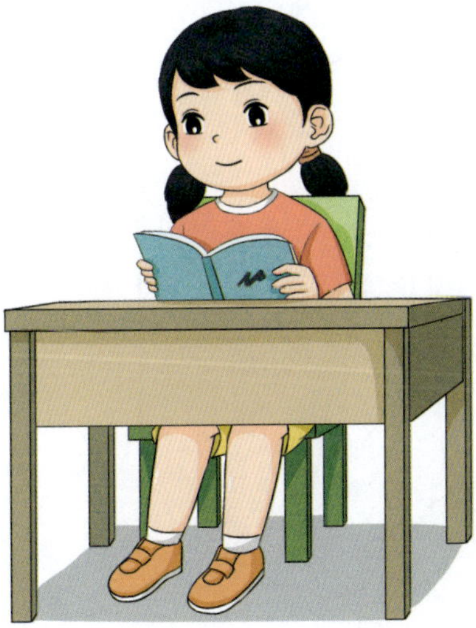

睡眠不足

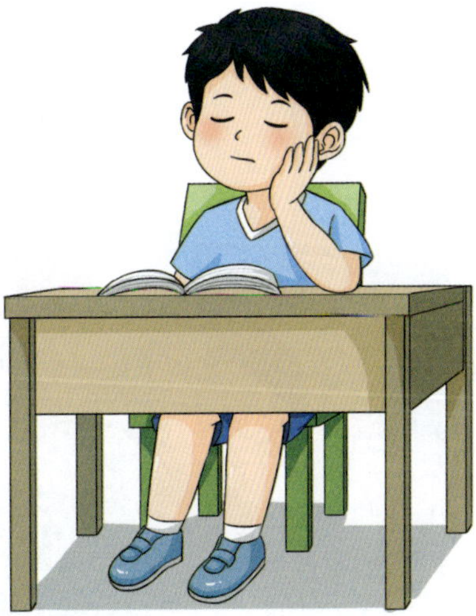

健康睡眠时间

《3 ~ 6 岁儿童学习与发展指南》提出“保证幼儿每天睡 11 ~ 12 小时，其中午睡一般应达到 2 小时左右。午睡时间可根据幼儿的年龄、季节的变化和个体差异适当减少”。

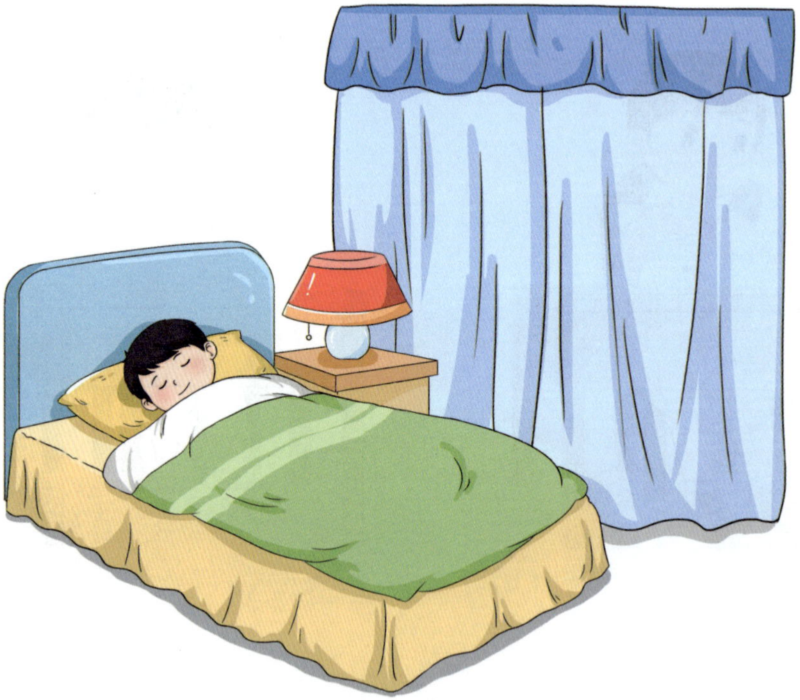

如何让孩子拥有好睡眠

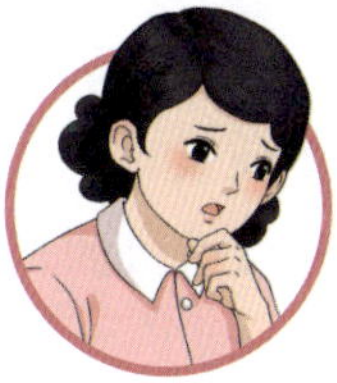

了解了符合壮壮所处年龄阶段的睡眠时间后，壮壮妈妈希望能帮助壮壮养成良好的睡眠习惯。她应该怎么做呢？

1. **确立固定的睡眠时间** 确保孩子每天都在相对固定的时间上床睡觉和起床，以建立规律的睡眠模式。上床睡觉的时间一般不晚于21:00，但也不提倡过早上床。节假日保持固定、规律的睡眠作息。建议爸爸妈妈和孩子一起制定属于自己的作息时间表，养成良好的作息习惯。

2. **创造舒适的睡眠环境** 确保孩子的睡眠环境安静、遮光且舒适。爸爸妈妈要为孩子选择软硬合适的床垫、高低适中的枕头。睡觉时关灯，拉上窗帘，保持室内空气流通，但需注意避免风直接从窗口吹入，以防孩子受凉。不宜在卧室放置电视、电脑、手机等设备。

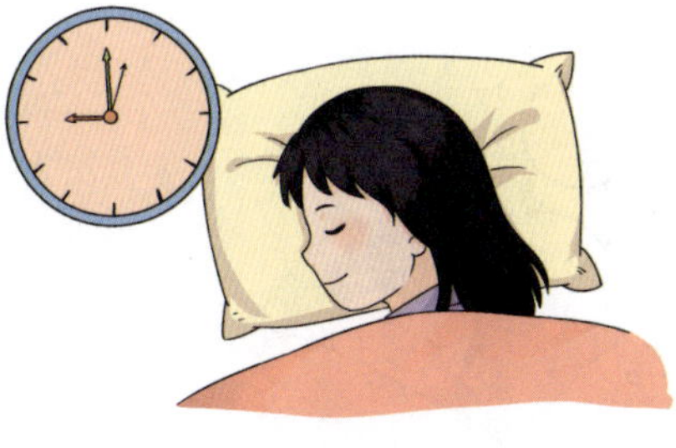

确立固定的
睡眠时间

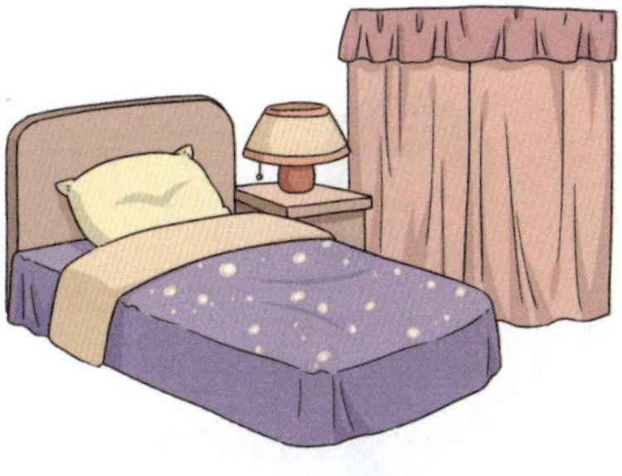

创造舒适的
睡眠环境

3. 建立良好的睡前习惯 建立3～4项固定的睡前例行活动，如洗澡、刷牙、讲故事等，帮助孩子放松身心，为入睡做准备。活动时间控制在20分钟内；活动结束时，尽量确保儿童已处于较安静状态。

4. 限制儿童睡前使用电子设备 避免儿童在睡前使用电子设备，如手机、平板电脑或电视。这些设备发出的蓝光会抑制褪黑素分泌，影响睡眠质量。

5. 避免睡前饮食或运动 鼓励孩子保持健康的饮食习惯并进行适量的运动，避免在睡前吃大量食物或进行剧烈的运动，以免影响睡眠。

6. 避免午睡过多 应尽量避免儿童在白天过多午睡，否则影响晚上的睡眠质量。

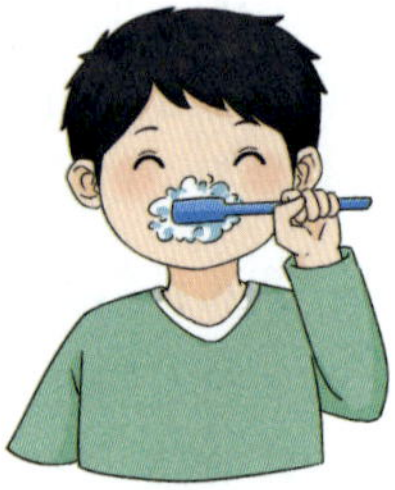

建立良好的
睡前习惯

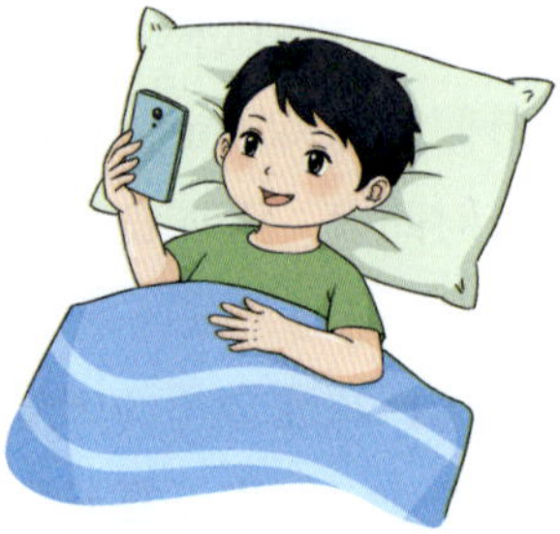

限制睡前
使用电子设备

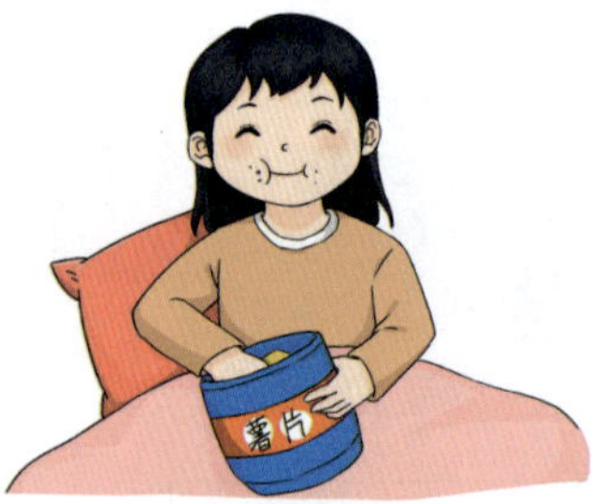

避免睡前
饮食或运动

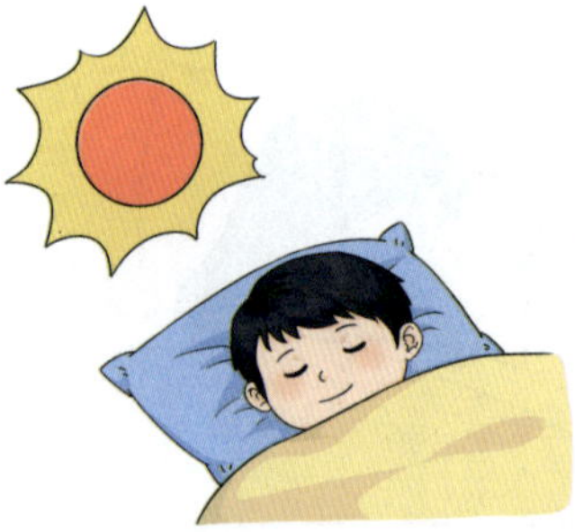

避免午睡过多

第六章

共同呵护孩子成长

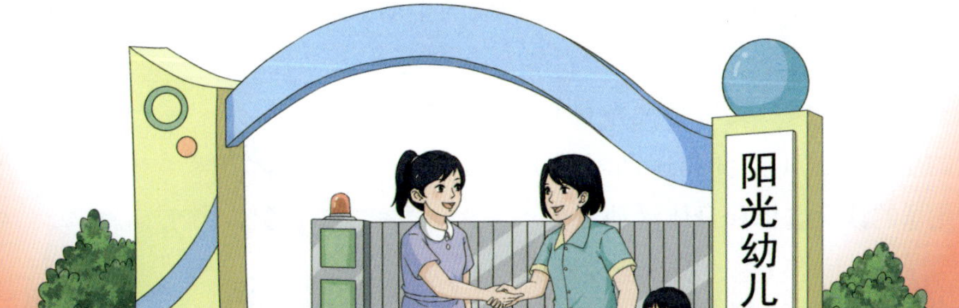

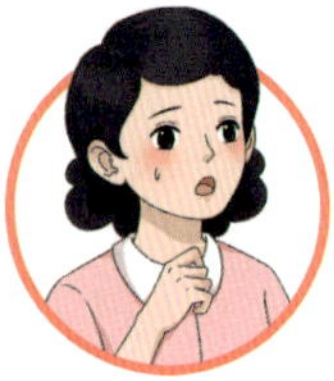

儿童的健康成长离不开家庭和幼儿园的共同努力。壮壮妈妈准备在家帮助壮壮养成良好的饮食习惯，也计划经常带壮壮出门运动。同时，壮壮平时白天大都在幼儿园里，壮壮妈妈希望幼儿园老师能一起帮助壮壮控制体重。

家庭环境的重要性

家庭对学龄前儿童的成长有着深远的影响。为儿童建立健康的家庭环境，对帮助儿童养成健康行为习惯起到至关重要的作用。

1．饮食习惯养成 家庭是学龄前儿童形成饮食习惯的重要场所。父母可以通过提供营养均衡的膳食来帮助儿童养成健康的饮食习惯。

2．活动氛围 家庭可以提供丰富的活动内容，包括进行户外游戏、体育锻炼和家庭活动等。这有助于儿童保持积极的生活方式，使身体活动保持在较高水平。

3．榜样作用 父母是儿童最重要的影响者，父母的生活方式（饮食和运动习惯）直接影响儿童的饮食选择和身体活动水平。

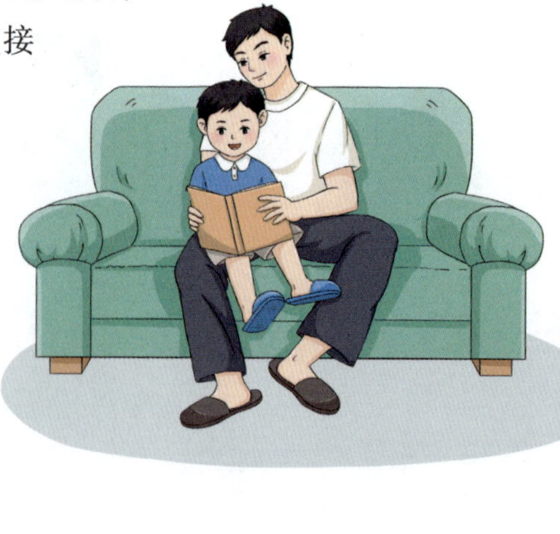

4．行为习惯巩固 表扬与鼓励会给予孩子决心和信心。当发现孩子的健康认知有进步，不健康行为有所改变时，要及时予以肯定，这有助于孩子进一步接受健康观念和改变不健康行为。

幼儿园环境的重要性

儿童是天生的学习者。尽管他们在出生时存在个体差异，但大多数儿童都带着无限的精力和好奇去探索他们周围的世界。幼儿园为孩子们提供了探索的空间，可以让他们和小伙伴一起学习、玩耍。所以，幼儿园的环境更有利于孩子形成良好的健康行为习惯。

1．营养教育　建议幼儿园提供有关健康食物的教育和指导，帮助儿童了解食物的营养价值和健康饮食的重要性。

2．运动机会　幼儿园应为儿童提供丰富的体育活动和宽敞的活动场地，鼓励儿童积极参与，并培养他们的运动技能和运动兴趣。

3．社交支持　在幼儿园，儿童与同龄小伙伴一起参与活动，这有助于促进他们的社交互动，也能让他们相互监督，养成良好的健康行为习惯。

4．行为习惯巩固　表扬与鼓励是儿童养成良好行为习惯所不可或缺的催化剂。对于表现较好的儿童，可将其树立为榜样，倡导孩子互学互鉴、互促共进，形成一种积极向上的良性竞争与合作氛围，共同建立正确的健康认知和改变不健康行为的信念。

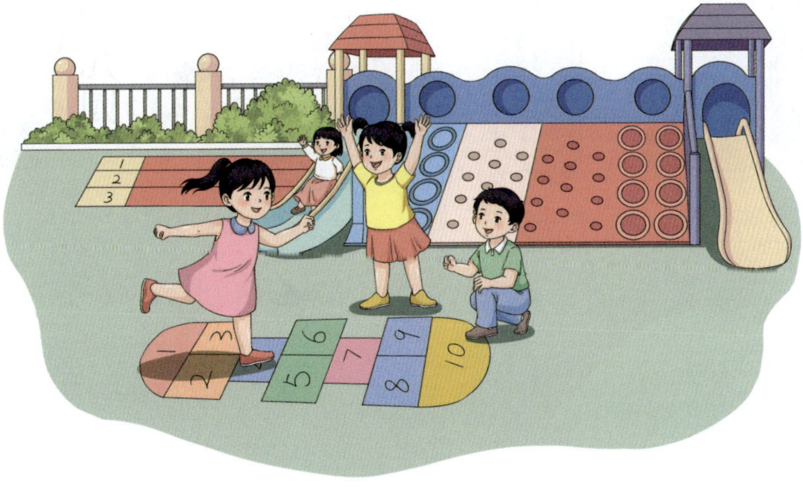

合作与坚持

幼儿园教师和家长应保持良好沟通，了解儿童在不同成长环境中的饮食、身体活动和睡眠情况，共同为儿童提供良好的成长环境。通过幼儿园和家庭的合作，家园共育双向赋能形成合力，为儿童提供全面的健康支持，帮助他们建立健康的生活习惯，促进身心健康发展，从而结出健康的果实。

控制体重是一个长期的过程。只有坚持健康的饮食和运动习惯，才能有效达到健康体重并改善身体素质。这对于儿童的长期健康也至关重要。

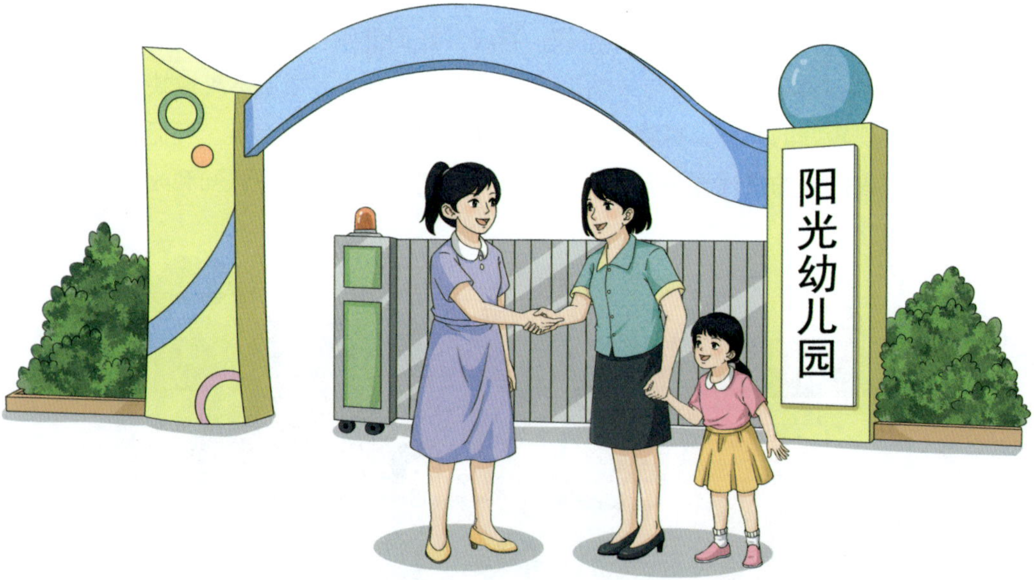

第七章

总结

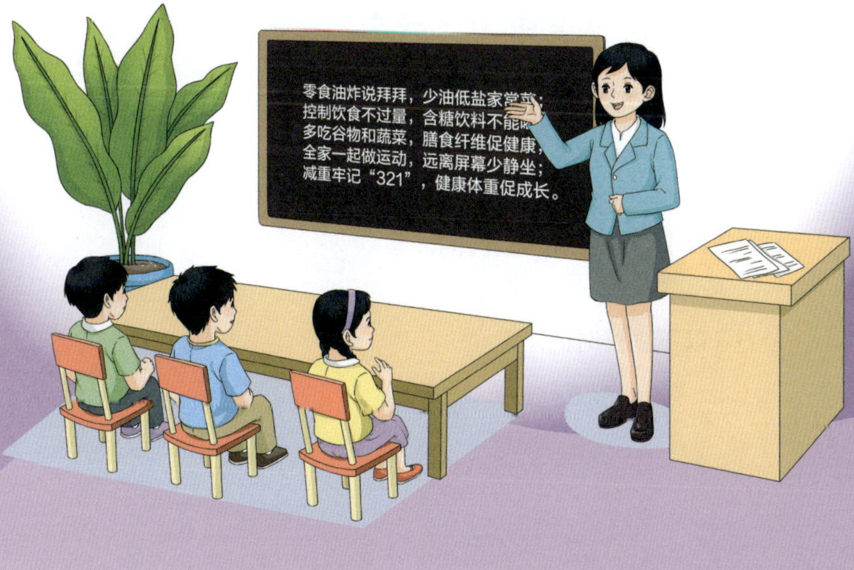
零食油炸说拜拜，少油低盐家
控制饮食不过量，含糖饮料不能
多吃谷物和蔬菜，膳食纤维促健康
全家一起做运动，远离屏幕少静坐；
减重牢记“321”，健康体重促成长。

减重“321”口诀

减重其实并不难，只要记住“321”口诀，帮助孩子养成健康饮食、快乐运动的行为习惯！

健康饮食，合理摄入

- “3 少”：少吃零食，少吃油炸食品，少在外就餐。
- “2 不”：不过量进食，不喝含糖饮料。
- “1 适”：适量吃一些富含膳食纤维的食物。

快乐运动，远离屏幕

- 3 小时以上总体身体活动时间。
- 2 小时以上户外身体活动时间。
- 1 小时以下视屏时间。

零食油炸说拜拜，少油低盐家常菜；
控制饮食不过量，含糖饮料不能喝；
多吃谷物和蔬菜，膳食纤维促健康；
全家一起做运动，远离屏幕少静坐；
减重牢记“321”，健康体重促成长。

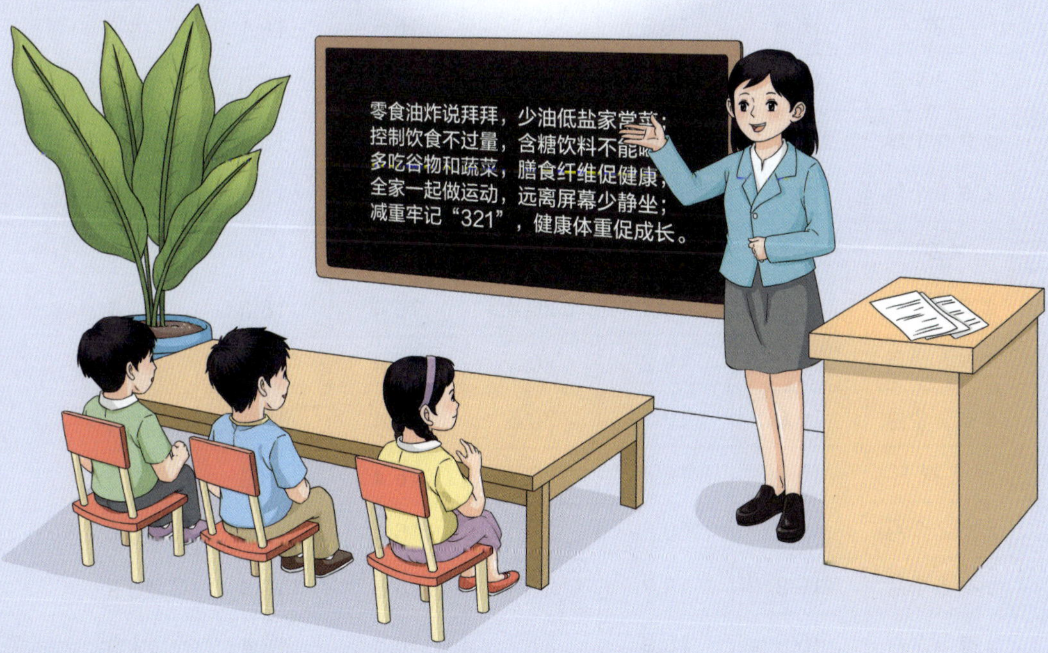

附件 1

3~6 岁儿童性别年龄别 BMI 筛查超重与肥胖的界值

单位：kg/m^2

年龄	男童			女童		
	超重	肥胖	重度肥胖	超重	肥胖	重度肥胖
3 岁	16.8	18.3	20.1	16.5	18.1	19.9
3 岁 3 个月	16.7	18.2	20.1	16.5	18.0	19.9
3 岁 6 个月	16.6	18.1	20.0	16.5	18.0	19.9
3 岁 9 个月	16.6	18.1	20.0	16.4	18.0	20.0
4 岁	16.6	18.1	20.1	16.4	18.0	20.0
4 岁 3 个月	16.6	18.2	20.2	16.4	18.0	20.1
4 岁 6 个月	16.6	18.2	20.3	16.4	18.1	20.2
4 岁 9 个月	16.6	18.3	20.5	16.4	18.1	20.3
5 岁	16.7	18.4	20.7	16.4	18.2	20.5
5 岁 3 个月	16.7	18.6	21.0	16.4	18.3	20.6
5 岁 6 个月	16.8	18.7	21.4	16.5	18.4	20.8
5 岁 9 个月	16.9	18.9	21.7	16.5	18.4	21.0

续表

年龄	男童			女童		
	超重	肥胖	重度肥胖	超重	肥胖	重度肥胖
6 岁	17.0	19.1	22.1	16.6	18.5	21.2
6 岁 3 个月	17.1	19.3	22.5	16.6	18.6	21.4
6 岁 6 个月	17.2	19.5	22.9	16.6	18.7	21.5
6 岁 9 个月	17.2	19.7	23.3	16.7	18.8	21.7

附件 2

肥胖风险自测表

对照下方表格看看自家孩子有没有“中招”。

“√”越多，孩子发生肥胖的风险越高哦！

自测条目	如果符合，打“√”
我们家肥胖的家庭成员比较多	
我的孩子喜欢吃薯片、糖果等高能量零食	
我的孩子喜欢吃油炸食品	
我的孩子总是吃很多，让自己很饱	
我的孩子喜欢喝含糖饮料（例如可乐等）	
我的孩子不喜欢吃蔬菜	
我的孩子经常不吃早饭	
我们家经常在外面吃饭（例如西式快餐等）或者点外卖	
我们家经常以煎炸、烧烤的方式做饭	
我们家经常会摆放零食，孩子可以自己拿到	
我们家不定期给孩子进行身高、体重的测量	
我的孩子不爱运动，总是待在家里	
我的孩子总是看手机、平板电脑或电视	
我的孩子经常晚睡、睡眠不规律或睡眠质量不好	

附件 3

3 ~ 6 岁儿童不同种类食物每日摄入量推荐

<table>
<tr><th></th><th>3 岁儿童</th><th>4 ~ 5 岁儿童</th><th>6 岁儿童</th></tr>
<tr><td>食盐（g）</td><td><2</td><td><3</td><td><4</td></tr>
<tr><td>烹调油（g）</td><td>10 ~ 20</td><td>20 ~ 25</td><td>20 ~ 25</td></tr>
<tr><td>奶类（g）</td><td>350 ~ 500</td><td>350 ~ 500</td><td>300</td></tr>
<tr><td>大豆（适当加工）（g）</td><td>5 ~ 15</td><td>15 ~ 20</td><td>15</td></tr>
<tr><td>坚果（适当加工）（g）</td><td>—</td><td>适量</td><td>50</td></tr>
<tr><td>蛋类（g）</td><td>50</td><td>50</td><td>25 ~ 40</td></tr>
<tr><td>畜禽肉（g）</td><td rowspan="2">50 ~ 75</td><td rowspan="2">50 ~ 75</td><td>40</td></tr>
<tr><td>水产品（g）</td><td>40</td></tr>
<tr><td>蔬菜类（g）</td><td>100 ~ 200</td><td>150 ~ 300</td><td>300</td></tr>
<tr><td>水果类（g）</td><td>100 ~ 200</td><td>150 ~ 250</td><td>150 ~ 200</td></tr>
<tr><td>谷类（g）</td><td>75 ~ 125</td><td>100 ~ 150</td><td>150 ~ 200</td></tr>
<tr><td>薯类（g）</td><td>适量</td><td>适量</td><td>25 ~ 50</td></tr>
<tr><td>水（ml）</td><td>600 ~ 700</td><td>700 ~ 800</td><td>800 ~ 1000</td></tr>
</table>

注：根据《中国居民膳食指南（2022）》。

附件4

亲子运动

- **腿部“石头、剪刀、布”：**以腿部的跳跃动作来做游戏。双脚并拢代表“石头”，双脚前后错开代表“剪刀”，双脚打开代表“布”。必要时可以增加一些输赢奖惩，比如输的人原地跳一下。此游戏可以锻炼孩子的脑力、腿部耐力、弹跳能力以及反应力。
- **足足相传：**家长和孩子坐成一排，依次用脚夹住物体互相传递，传递过程中双脚不能落地。必要时可以增加一些输赢奖惩，比如输的人做10个仰卧起坐。此游戏可以锻炼儿童的身体协调能力和肌肉耐力。
- **膝盖撑地击掌：**家长和孩子面对面，二人均抬起双脚，仅膝盖和手掌触地，然后有节奏地互相单手击掌。可不断加快击掌速度。此游戏可以锻炼儿童的耐力和灵活性。
- **海豹行进：**家长和孩子均趴在垫子上，双手放在肩膀下方撑住地面，双臂伸直，双脚略分开。左右交替移动双手，双腿拖在地面上移动，可向前或向后行进。家长可以和孩子比赛速度。
- **螃蟹爬行：**家长和孩子仰卧于地面上，双脚、双手将身体撑起来（附图1）。对侧手、脚（如右手+左脚）同时移动，左右交替，可向前、向后、向左、向右行进。确保手指指向脚的方向，以减少肩部承受的压力。家长可以和孩子进行螃蟹爬比赛，看谁“横着走”得最快！
- **乌龟爬行：**双手和双脚支撑，双臂伸直，双膝离开地面（附图2）。保持双臂间距和双腿间距略大于肩宽。同侧手、脚（如左手+左脚）一起移

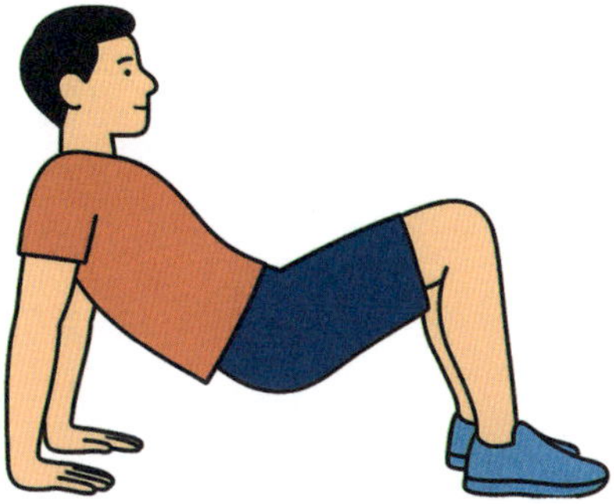

附图 1　螃蟹爬行姿势示意图

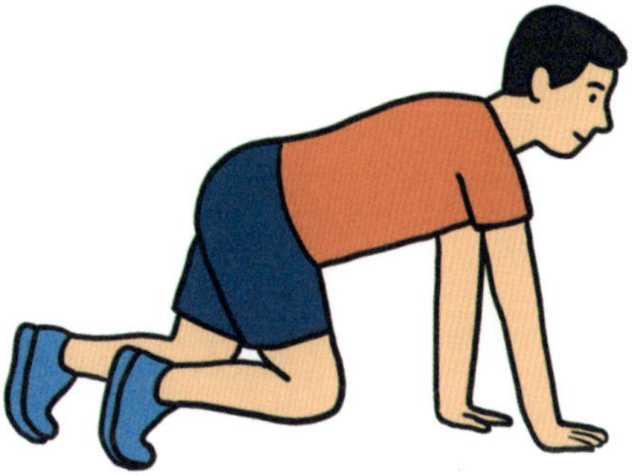

附图 2　乌龟爬行姿势示意图

动，左右交替，可向前、向后、向左、向右爬行。家长可以和孩子比赛速度。

- **半转身传球**：家长和孩子背靠背站立，其中一人双臂弯曲，将稍有重量的球放在腰间的位置。在发出“开始”信号后，两人相向半转身，即一人向左转、一人向右转，在孩子腰部高度完成接球动作。两侧交替练习。
- **靠墙静蹲**：背靠墙站立，双脚离墙大约一脚距离，双脚分开，与肩同宽。慢慢屈髋、屈膝，背靠墙向下滑动至大腿与地面平行。保持这一动作，确保双脚和双膝指向正前方，到坚持不住的时候慢慢回到站立位。家长可以和孩子比赛，看谁能坚持更长时间。
- **跳房子**：使用多个标志环，将标志环按照各种自己能想象的路径摆放，让孩子单脚或双脚跳进每一个标志环，通过路径。如要增加难度，可让孩子加快速度，或者以小步跑、高抬腿跑、踮脚尖走、脚后跟走等方式通过路径。
- **呼吸练习**：让孩子仰卧并放松，双手放在腰腹部的两侧。要求他们用鼻子吸气时鼓起肚子，用嘴呼气时让肚子变平，用手感受肚子的变化和呼气结束时腹部的紧张感。家长可以和孩子比一比，看谁的肚子活动幅度大。